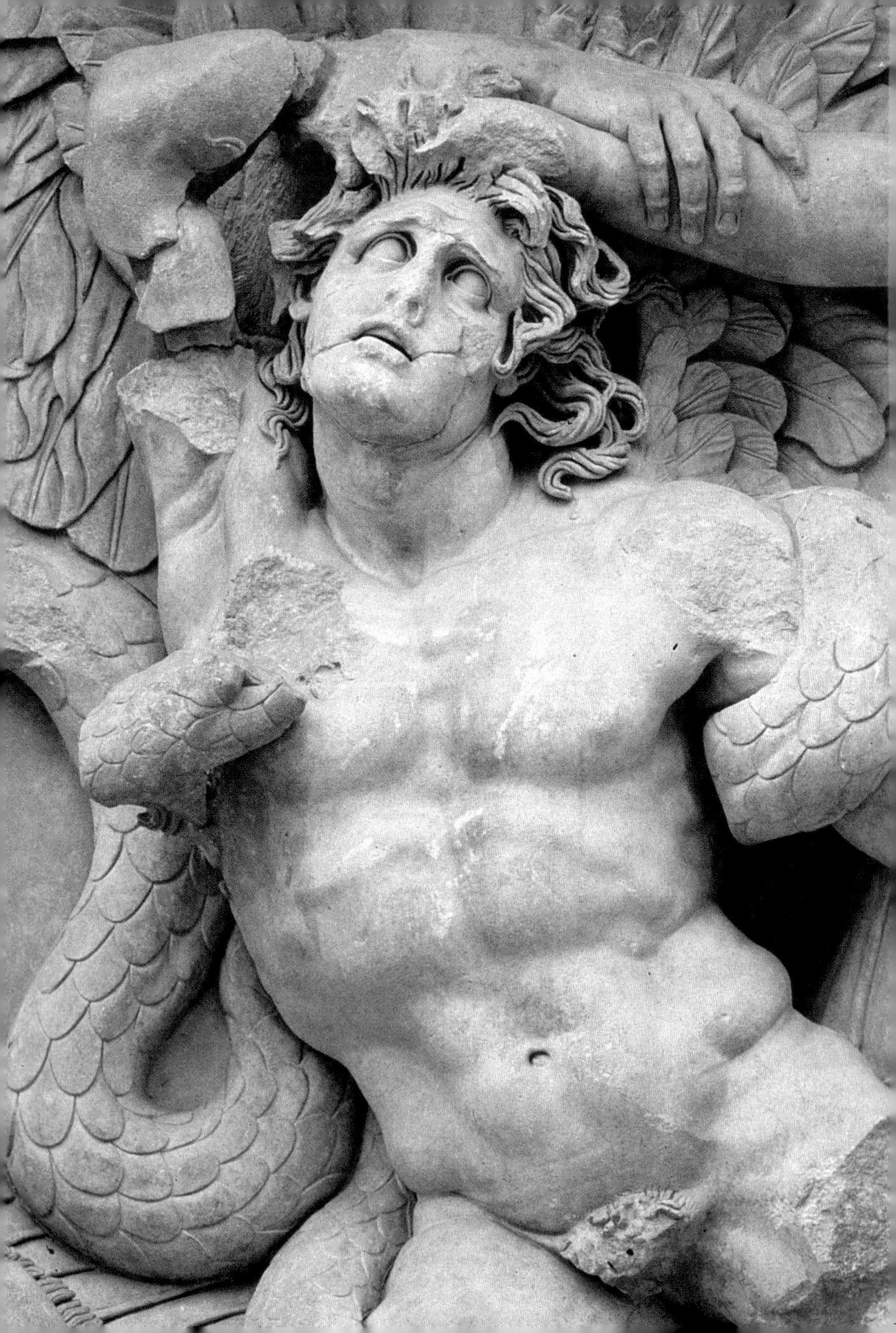

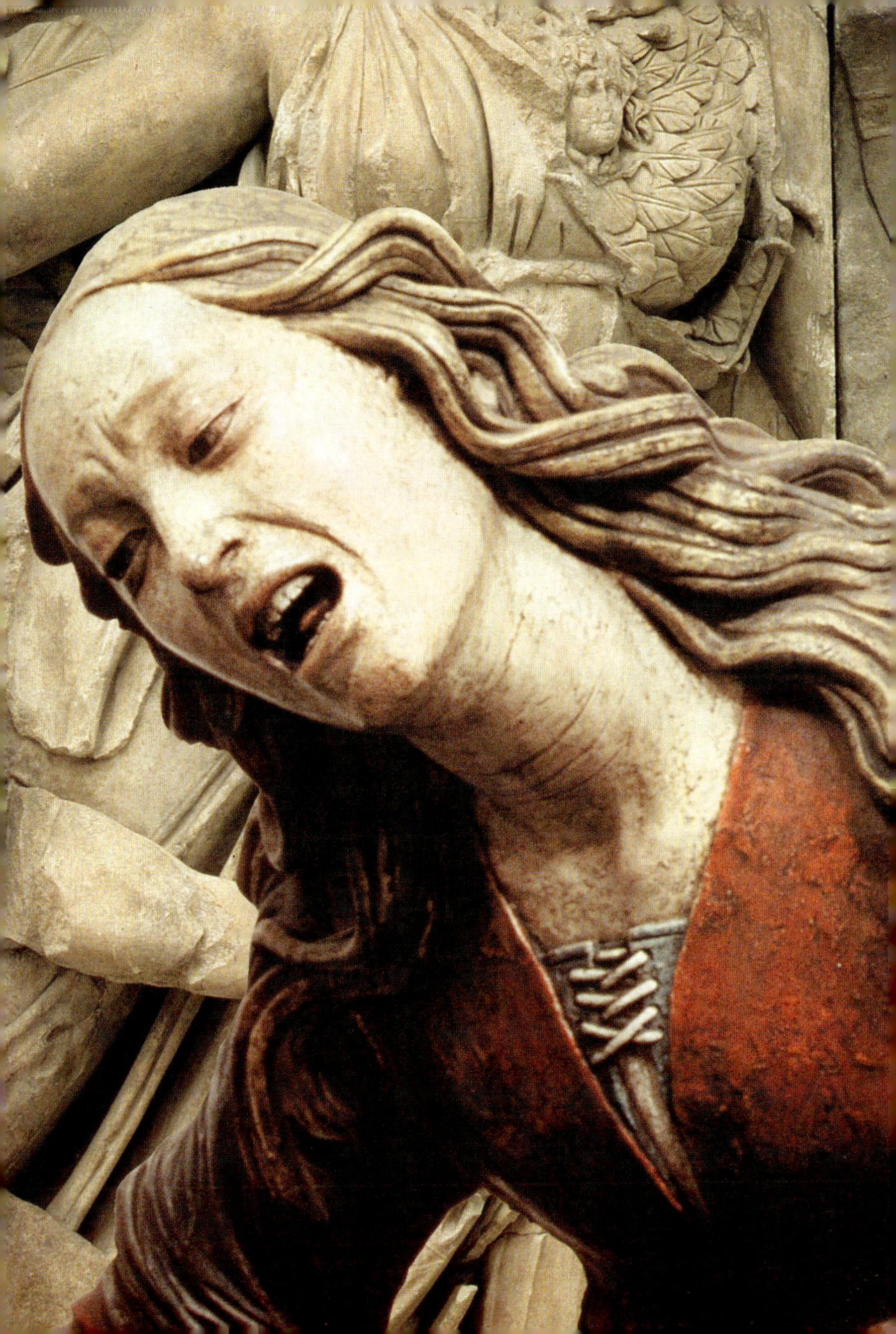

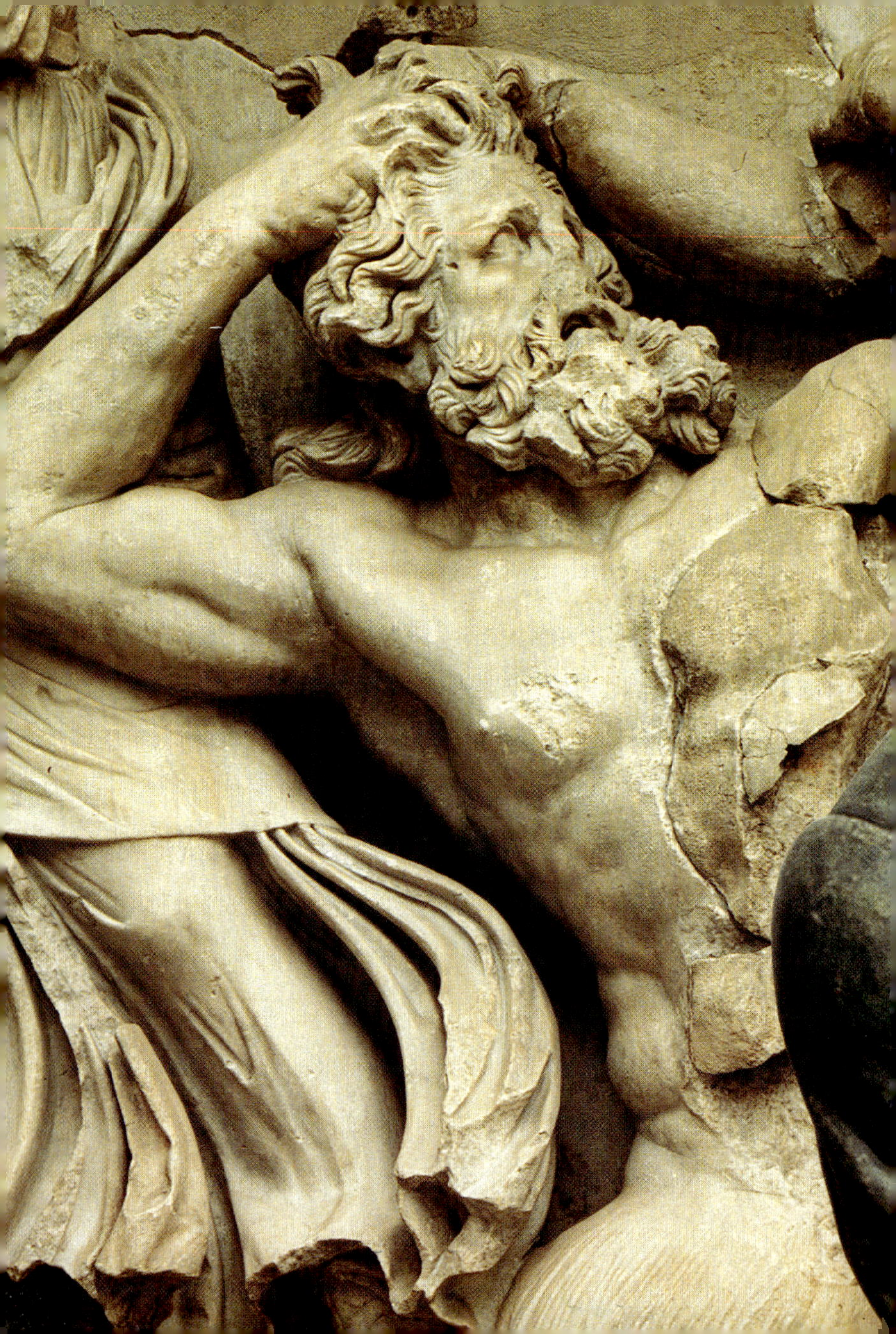

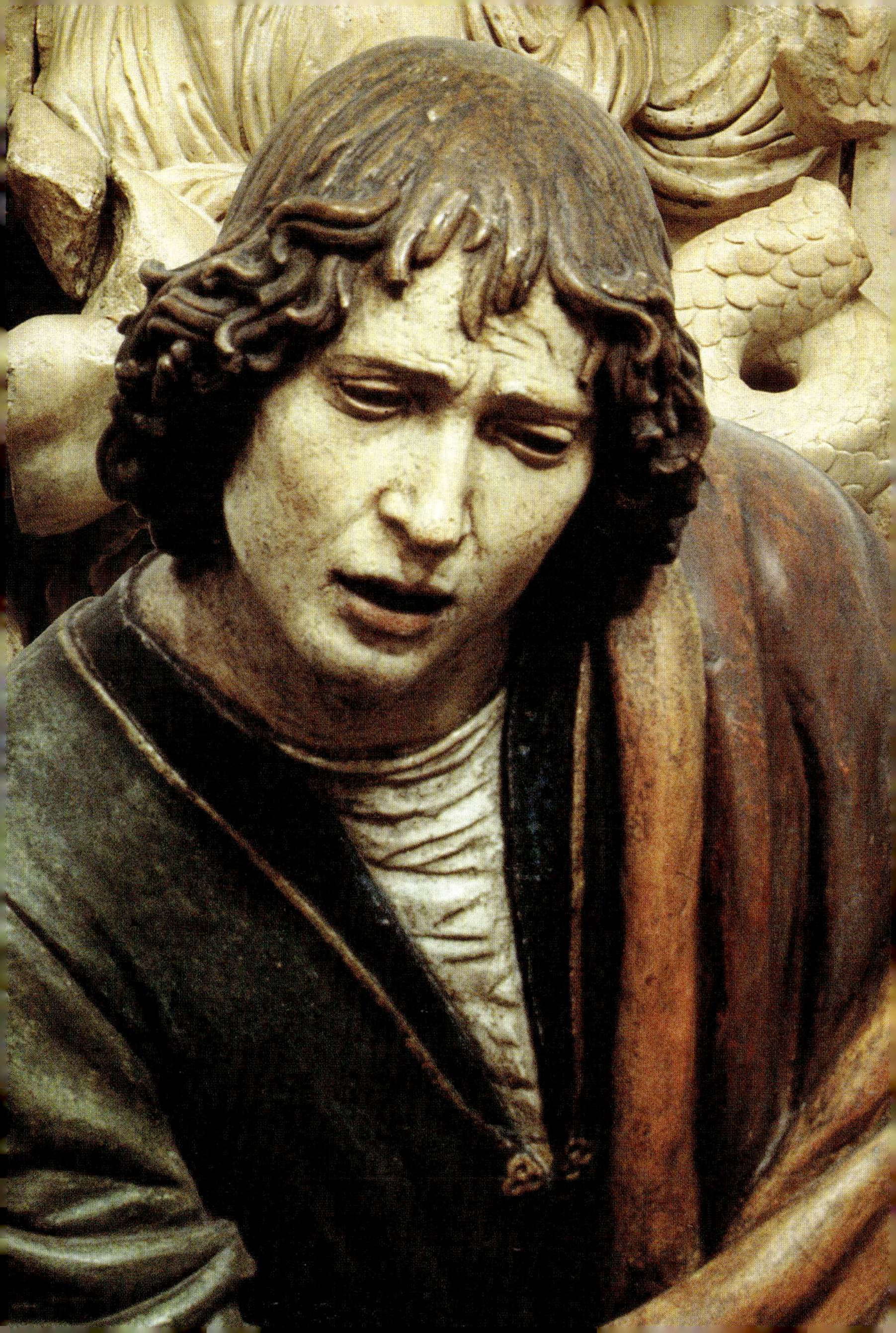

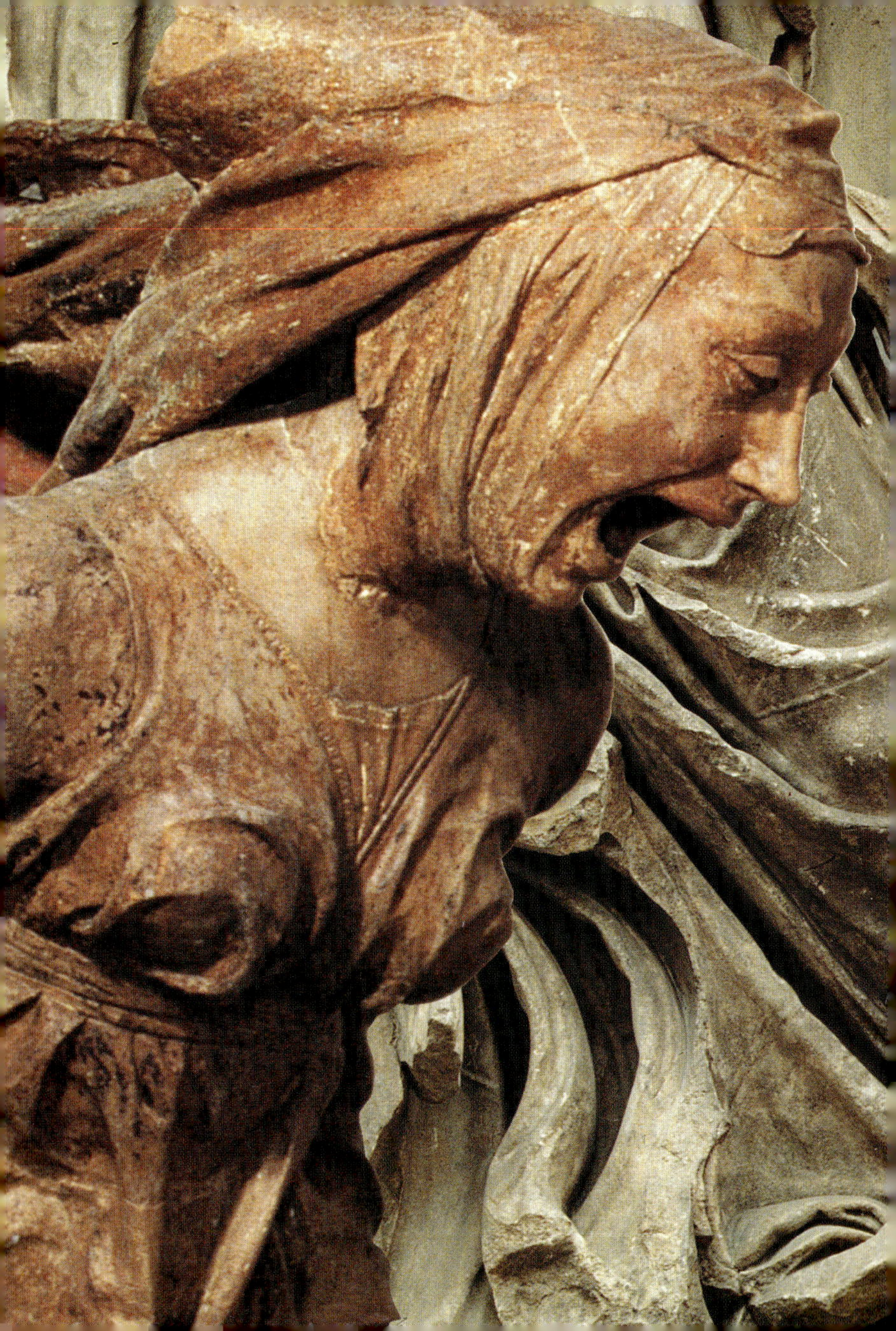

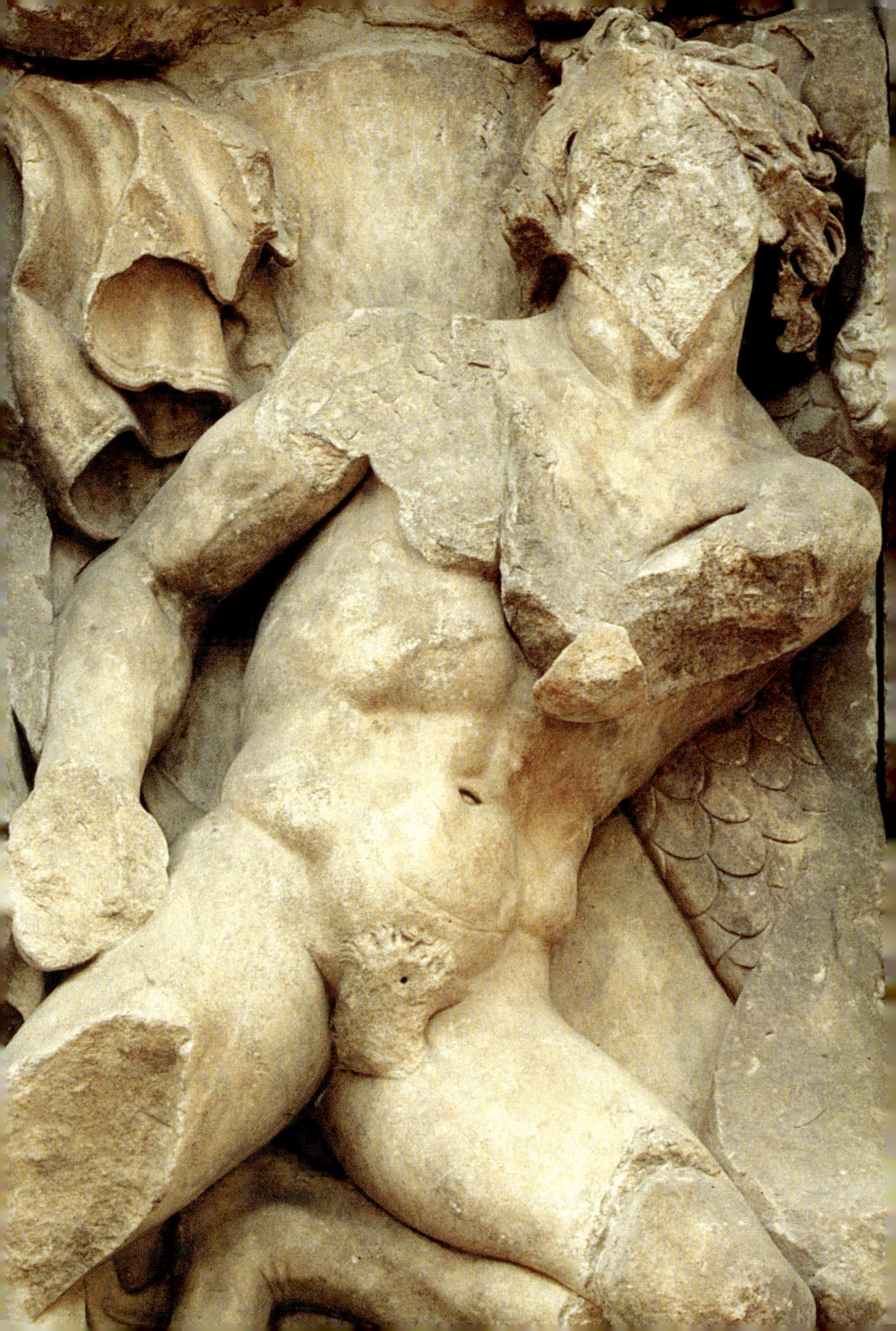

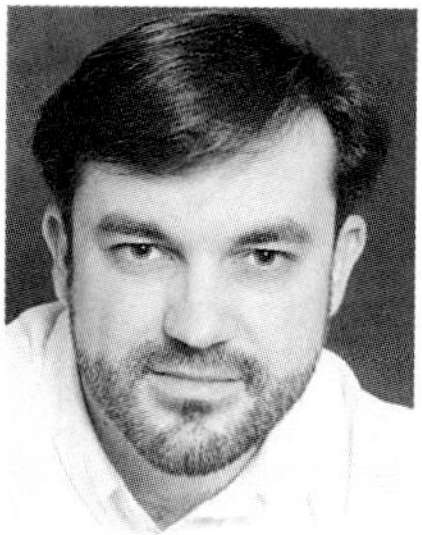

Le docteur Thierry Delorme fait partie des médecins qui, depuis quelques années, se sont spécialement formés à la prise en charge de la douleur. Partageant son activité clinique entre l'Institut Curie (Centre de lutte contre le cancer, Paris) et le Centre d'évaluation et de traitement de la douleur de l'hôpital St-Antoine (Paris), il participe aussi à l'enseignement de la douleur aux médecins et infirmier(ère)s , et à des groupes de réflexion sur la prise en charge de la douleur du cancer. Référent et coordinateur du groupe d'intérêt sur la douleur de l'Association française contre les myopathies depuis 1998, il a ouvert la première consultation orientée sur la prise en charge de la douleur de ces malades.

A tous ceux qui cherchent des explications à leur douleur ou à celle de leurs proches.
A tous les chercheurs(euses), médecins, psychologues, infirmier(ère)s, véritables pionniers qui ont fait progresser la prise en charge de la douleur en France depuis plus de vingt ans.
Au docteur François Boureau pour ses conseils et son soutien constant et chaleureux.
Aux docteurs Evelyne Pichard-Leandri, Annie Gauvain-Picard, Philippe Poulain, qui m'ont transmis l'envie de m'impliquer dans le traitement de la douleur.

Ce livre a été réalisé avec le soutien de la Fondation Altran pour l'Innovation

Dépôt légal : janvier
Numéro d'édition : 89579
ISBN : 2-07-053479-0
Imprimerie Kapp Lahure Jombart, à Evreux

LA DOULEUR
UN MAL À COMBATTRE

Thierry Delorme

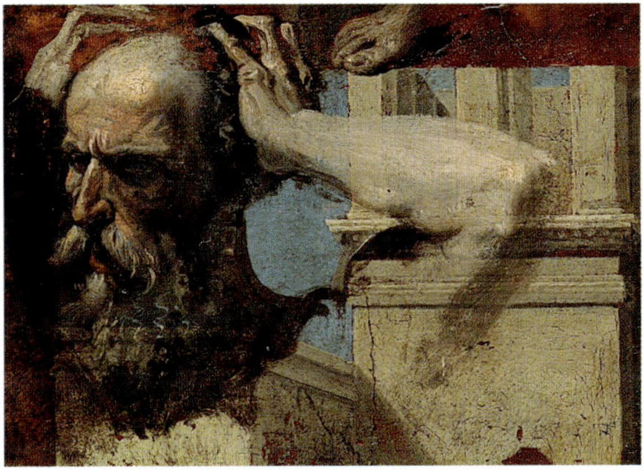

DÉCOUVERTES GALLIMARD
SCIENCES

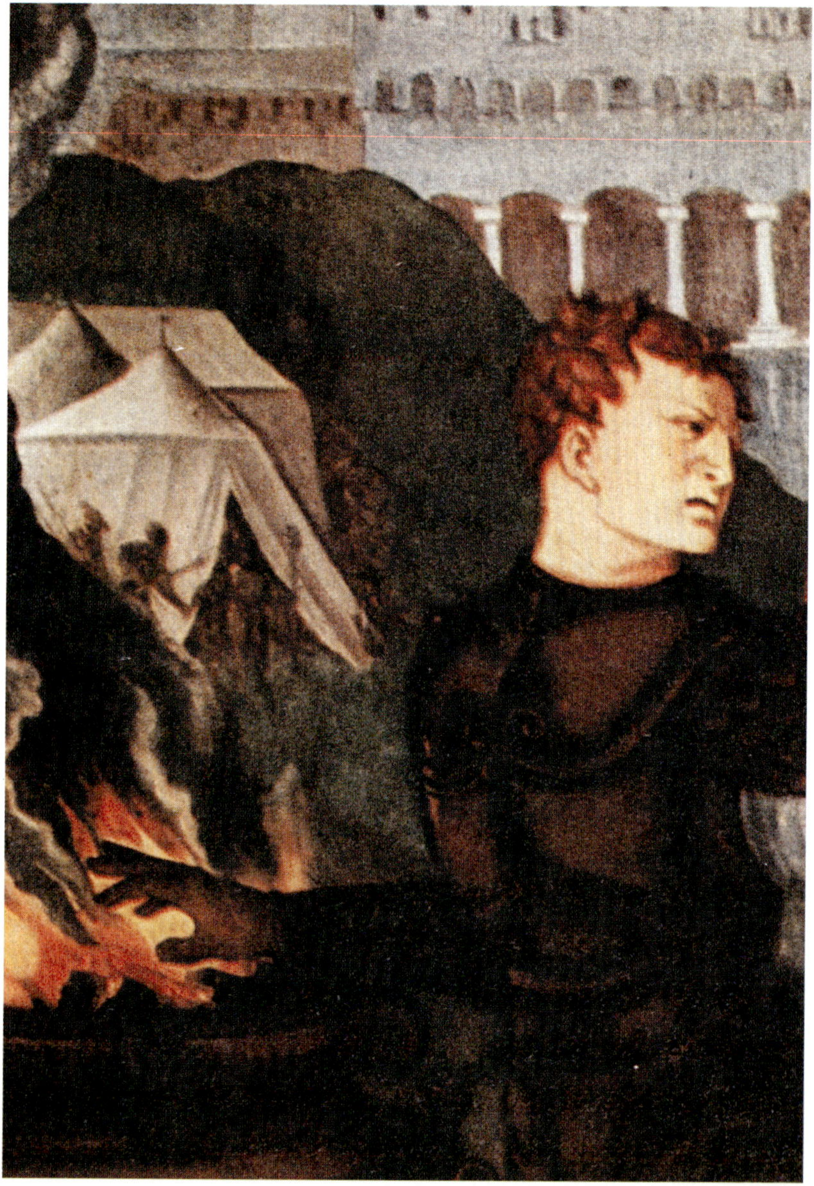

La douleur, cette sensation commune, est cependant un phénomène neurobiologique complexe dont la définition et le rôle biologique ont été l'objet de nombreuses théories et polémiques. Sa perception est habituellement liée à la prise de conscience d'une agression, externe ou interne, menaçant l'intégrité de l'organisme. Mais réduire la douleur à un simple signal d'alarme, à un système de protection, ne rend pas compte de toutes ses dimensions.

CHAPITRE PREMIER

NEUROPHYSIOLOGIE DE LA DOULEUR

La douleur a été longtemps considérée comme une sensation d'alerte utile (à gauche, la brûlure). Les découvertes neurophysiologiques récentes ont précisé le rôle du système nerveux dans l'élaboration de cette sensation (ci-contre, un neurone relais de la moelle épinière).

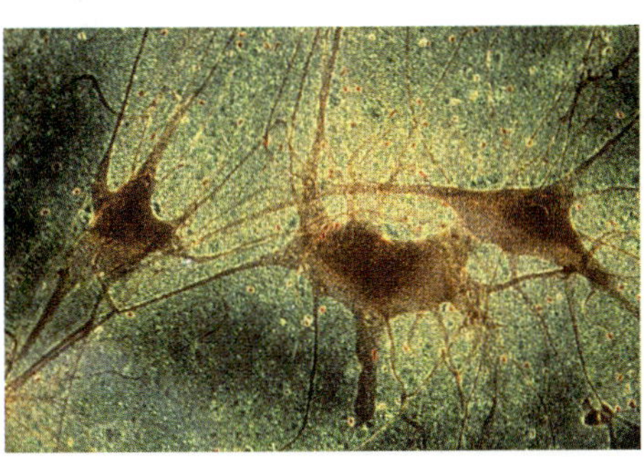

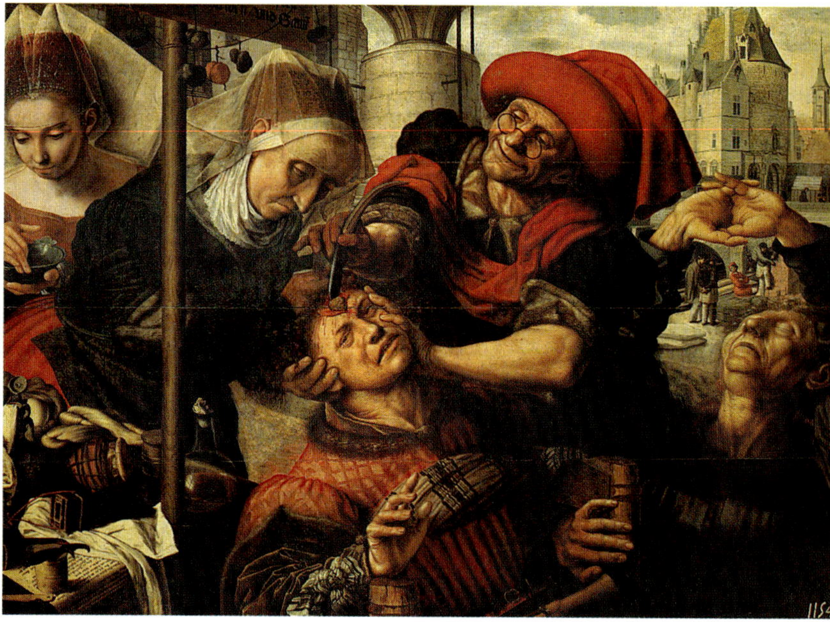

Jusqu'à une époque très récente, la douleur était perçue uniquement comme un système de protection de l'organisme : la «douleur-signal»

Cette théorie de la «douleur-signal» remonte à 1664, quand Descartes décrit la voie de la douleur qui relie directement la peau au cerveau. Les découvertes futures de la physiologie affineront cette théorie : il existe – dans la peau, les muscles et les viscères – des nerfs dont le rôle est de transmettre, *via* une voie de la douleur située dans la moelle, l'information douloureuse à un centre spécifique situé dans le cerveau. La douleur est ainsi considérée comme l'équivalent d'un sens tel que le toucher ou la vision. Dans cette optique, le système de la douleur fonctionne un peu comme le téléphone : le signal transmis le long du fil (la voie de la douleur) active le récepteur téléphonique (le centre de la douleur). Plus la lésion est importante, plus fort est le signal et donc plus forte est la douleur.

58
Ubi vero orifici
ſpiritus animal
via feruntur par
trahimus, part

La mise en évidence, au début du XXe siècle, des voies de la douleur, a développé des techniques neurochirurgicales de section, efficaces à court terme, jamais à long terme. Elles sont toujours pratiquées dans des indications très précises, au contraire d'autres chirurgies «héroïques», comme *L'Extraction de la pierre de folie* en 1560 (ci-dessus).

Le fait que la douleur est un signal puissant qui permet d'éviter de s'exposer à une agression est une évidence. Pour reprendre l'exemple de Descartes, la sensation douloureuse perçue au contact avec une flamme va entraîner de façon réflexe l'arrêt de l'exposition. Au pire, la brûlure sera légère et la douleur aura protégé de lésions plus graves.

Du point de vue médical, il suffisait donc, pour traiter la douleur, de trouver la cause du signal et de la guérir. Quand la douleur persistait sans cause identifiée, le seul recours était la neurochirurgie. De nombreuses interventions chirurgicales consistaient à interrompre les voies de douleur en coupant les «fils» au niveau de la moelle épinière ou du cerveau, mais elles étaient rarement couronnées de succès.

Douleur et nociception, les conceptions modernes

Si la douleur n'est qu'un système d'alerte et de protection de l'organisme, comment expliquer les douleurs qui persistent après la guérison de la lésion initiale? Comment trouver une utilité à la douleur chronique qui finit par détruire l'individu. Pourquoi des lésions existent-elles sans être aussitôt signalées par une douleur, comme certaines douleurs cancéreuses survenant à un stade avancé de la maladie?

Les premières données neurophysiologiques modifiant la théorie de la douleur-signal ne datent que de la fin des années 1960. Il y a moins de dix ans

“Si, par exemple, le feu (A) se trouve près du pied (B), les minuscules particules de la flamme, qui, comme vous le savez, se déplacent très rapidement, ont le pouvoir de mettre en branle la partie de la peau du pied en contact avec elles et de tirer, par ce moyen, le filament délicat (cc) rattaché à ce point de la peau; elles ouvrent au même instant le pore contre lequel le filament vient aboutir, de la même manière qu'en tirant sur l'extrémité d'une corde, on fait sonner la cloche suspendue à l'autre bout.”

Descartes, *Tractatus de homine*, 1666

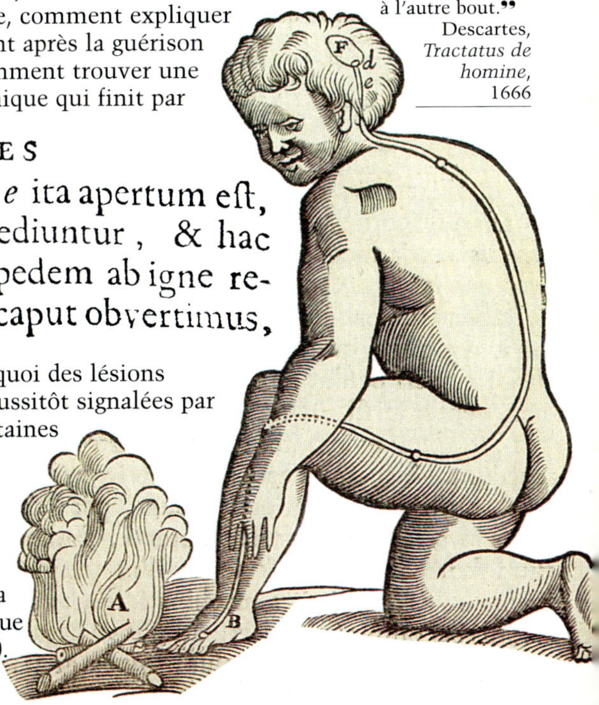

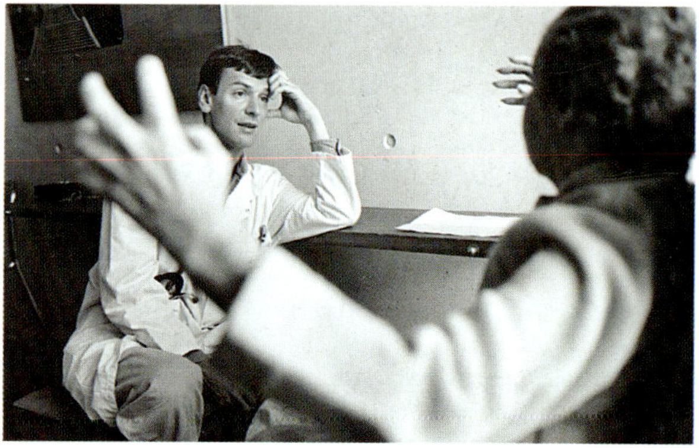

Si la plainte s'énonce en termes de désordre physique, même si celui-ci ne peut pas être prouvé (le patient explique, par exemple, qu'il souffre comme si «on lui arrachait la tête»), il s'agit malgré tout d'une authentique douleur. Le médecin ne doit donc pas rejeter le patient exprimant une douleur et ne présentant pas de lésion ou de maladie l'expliquant clairement. Ci-contre, médecin et patient. Ci-dessous, tête douloureuse de Paul Dardé.

que l'enseignement dans les facultés de médecine a commencé à évoquer la douleur en tant que telle, et de nombreux patients et médecins continuent à percevoir la douleur comme l'expression d'une lésion qu'il faut diagnostiquer et traiter.

Actuellement, on distingue la douleur et la nociception. La douleur est une perception complexe intégrée au niveau du cerveau qui nécessite que l'on soit conscient. Un individu qui dort ou qui a perdu conscience ne perçoit pas la douleur. Celle-ci s'accompagne souvent de réactions physiques ou psychologiques de l'ordre de la souffrance. On la compare à des sensations comme la faim ou la soif. La nociception correspond au système qui permet de transmettre l'information douloureuse, de l'endroit où elle se produit (le site d'un traumatisme ou l'organe atteint de maladie par exemple) jusqu'au cerveau.

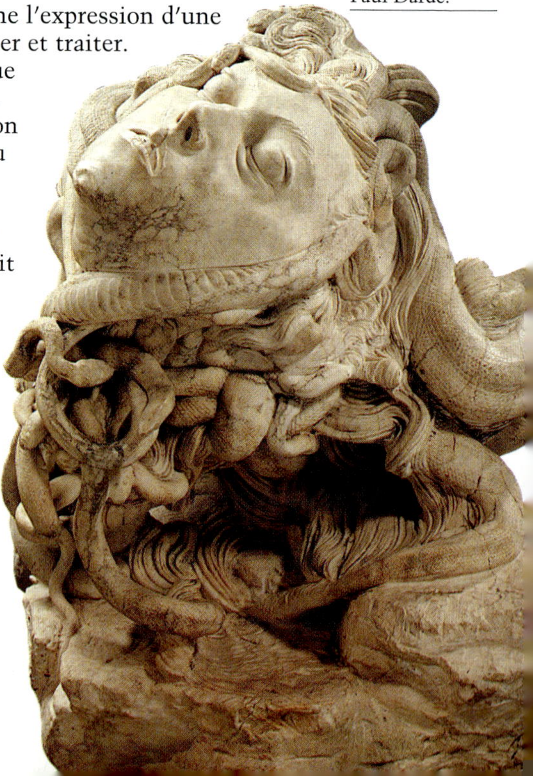

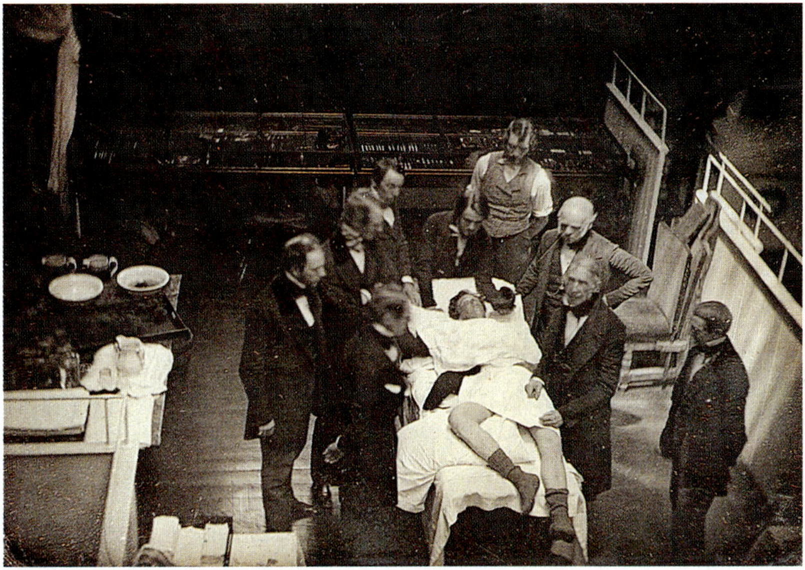

«Une expérience sensorielle et émotionnelle désagréable associée à un dommage tissulaire présent ou potentiel, ou décrite en terme d'un tel dommage»

C'est ainsi qu'en 1976 l'Association Internationale pour l'Etude de la Douleur (IASP) définit la douleur. Cette définition, qui est désormais un standard international, ne réduit pas la notion de douleur aux seules causes lésionnelles. Elle invite à prendre en charge la douleur en tant que telle et dans toute sa complexité. Ses causes en sont multiples et correspondent à des situations cliniques réelles que les données scientifiques ont permis de mieux comprendre. Alors que la composante émotionnelle ou affective correspond au côté désagréable, agressif, pénible, difficilement supportable de la douleur, la composante sensorielle ou sensori-discriminative correspond aux mécanismes neurophysiologiques qui déterminent le codage du type (brûlure, écrasement, torsion, spasmes...), de la durée, de l'intensité et de la localisation des messages douloureux.

La première anesthésie générale a lieu en 1848 au Massachussets General Hospital (ci-dessus). On distingue l'anesthésie, qui aboutit à la perte des sensasions, et l'antalgie, qui correspond au contrôle de la douleur. Un patient anesthésié ne perçoit pas la douleur, mais l'anesthésie n'a pas d'effet sur les systèmes internes de transmission de l'information douloureuse. Le recours à une anesthésie générale peut se justifier devant des douleurs irréductibles ou pour réaliser des soins particulièrement douloureux (traitement des brûlés, prélèvement de moelle osseuse...).

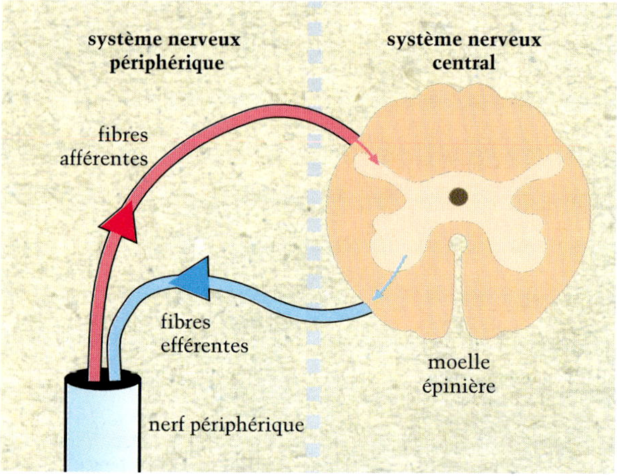

Le système nerveux périphérique comprend toutes les structures nerveuses en dehors du cerveau ou de la moelle qui, eux, forment le système nerveux central. Sur ce schéma, on voit les fibres afférentes (informations de la périphérie vers le système central) et les efférentes (du système central vers la périphérie).

Cette définition donne peut-être beaucoup d'importance à l'expression verbale de la douleur et l'on risque de ne pas prendre en compte les situations où elle ne s'exprime que par des attitudes (comme c'est le cas, en particulier, chez le très jeune enfant ou le vieillard).

Nerfs et système nerveux

La quasi-totalité de l'organisme est innervé, c'est-à-dire qu'il contient des fibres nerveuses de deux types : les fibres efférentes, qui transmettent des ordres en provenance de la moelle ou du cerveau; les fibres afférentes, qui transmettent des informations vers la moelle ou le cerveau.

La fibre nerveuse, ou neurone, reçoit des informations de l'environnement ou d'autres neurones à partir des dendrites et envoie des informations à d'autres neurones par l'axone. Il existe, dans le système nerveux périphérique, des types de fibres différents par leur diamètre, la vitesse de conduction de l'influx nerveux et leur fonction.

Les fibres nerveuses peuvent être mises en activité par un stimulus direct (mécanique, thermique, chimique) ou par un message provenant d'un autre neurone. Leur activité peut être aussi diminuée (inhibée), en général par des informations venant d'un

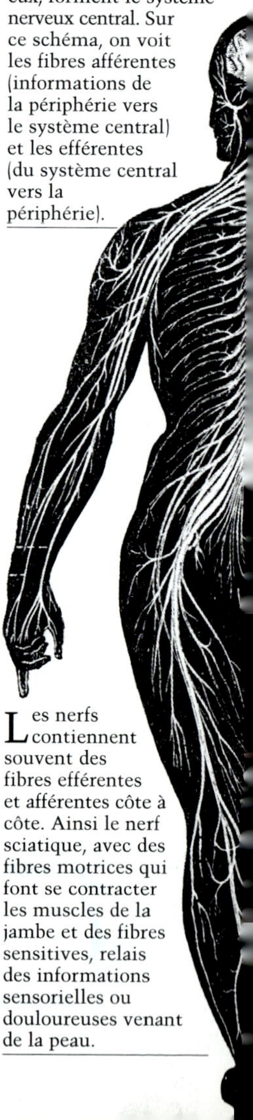

Les nerfs contiennent souvent des fibres efférentes et afférentes côte à côte. Ainsi le nerf sciatique, avec des fibres motrices qui font se contracter les muscles de la jambe et des fibres sensitives, relais des informations sensorielles ou douloureuses venant de la peau.

autre neurone. Les neurones communiquent entre eux au niveau de zones bien particulières (situées entre terminaison de l'axone et dendrite ou entre terminaison de l'axone et corps du neurone), appelées synapses. L'arrivée de l'influx nerveux au niveau de l'extrémité de l'axone provoque la libération de substances chimiques stockées au niveau de la synapse : ce sont les neuromédiateurs. Ces derniers sont capables de provoquer des activations ou des inhibitions du neurone voisin. Pour qu'un neuromédiateur exerce un effet sur un neurone voisin, il doit pouvoir se fixer sur une structure spécialisée – appelée récepteur – et être libéré en quantité suffisante.

Que ce soit par l'action d'un stimulus ou d'un neuromédiateur, les neurones présentent un seuil d'activation. Il faut

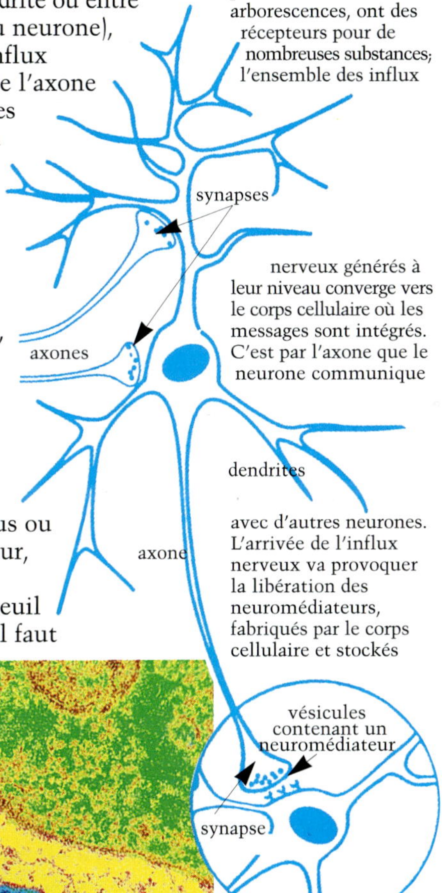

Les dendrites du neurone, qui forment parfois de véritables arborescences, ont des récepteurs pour de nombreuses substances; l'ensemble des influx nerveux générés à leur niveau converge vers le corps cellulaire où les messages sont intégrés. C'est par l'axone que le neurone communique avec d'autres neurones. L'arrivée de l'influx nerveux va provoquer la libération des neuromédiateurs, fabriqués par le corps cellulaire et stockés dans des vésicules au niveau des synapses (ci-dessus). En se fixant sur des récepteurs spécifiques du neurone voisin, ils vont activer ou inhiber celui-ci.

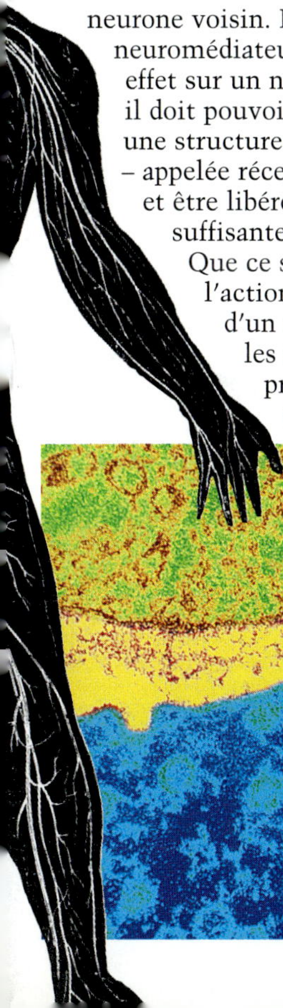

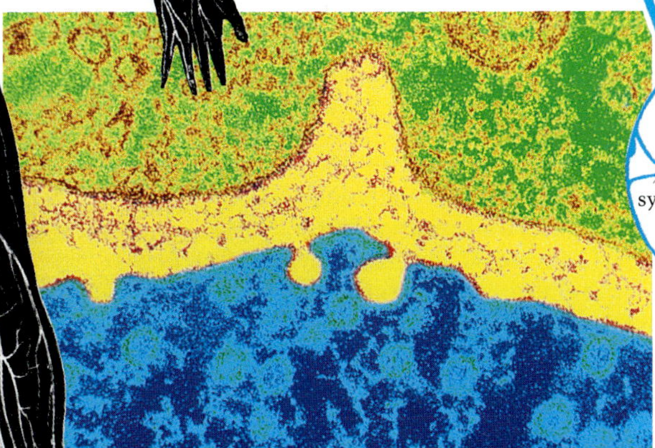

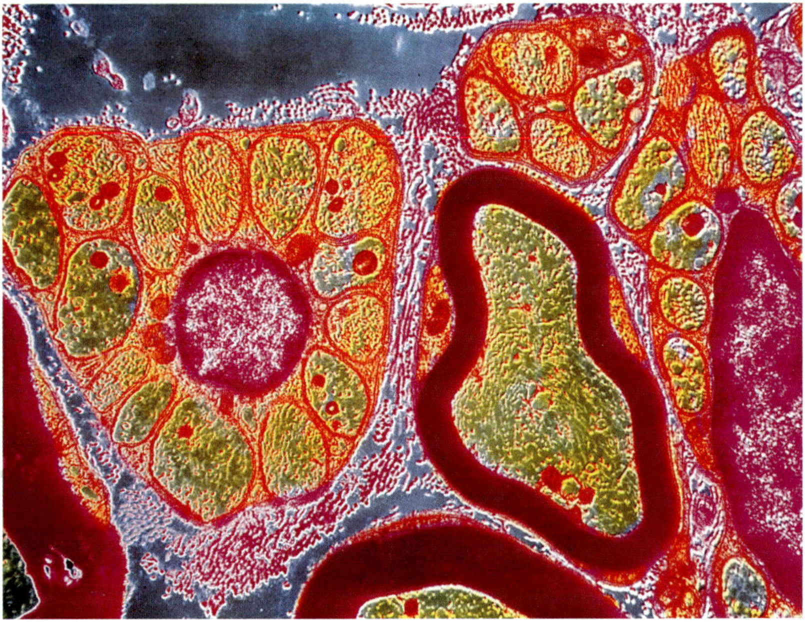

que la quantité et l'importance de la stimulation dépassent ce seuil pour provoquer son activation.

Des neurones transmettent l'information douloureuse – ou nociceptive – depuis la périphérie jusqu'à la moelle

Ces nocicepteurs sont des fibres afférentes appelées A delta et C. Les fibres A delta se retrouvent surtout au niveau de la peau et transmettent les influx nerveux avec une vitesse moyenne de 30 mètres par seconde; elles sont activées par des phénomènes mécaniques (pression, coupure) ou thermiques (chaleur, froid) intenses. Les fibres C, qui existent dans tout l'organisme (peau, viscères, muscles, articulations), sont nettement plus nombreuses et transmettent les influx à faible vitesse : 2 mètres par seconde. Tous les stimuli mécaniques, thermiques, chimiques peuvent les activer pourvu que leur intensité soit suffisante.

L'activation des nocicepteurs (A delta et C) peut être le fait de stimulations directes très intenses,

Il existe trois types de fibres sensorielles, les fibres A béta, A delta et C, que l'on distingue par leur taille, leur vitesse de conduction de l'influx nerveux, l'existence ou non d'une gaine de myéline. Les fibres A béta, les plus grosses, entourées de myéline (en rouge, sur l'image microscopique), propagent des messages non douloureux; les fibres A delta et C transmettent les informations nociceptives. Fibres A béta, A delta et C cheminent côte à côte dans les nerfs jusqu'à la moelle, comme on peut le voir ci-dessus.

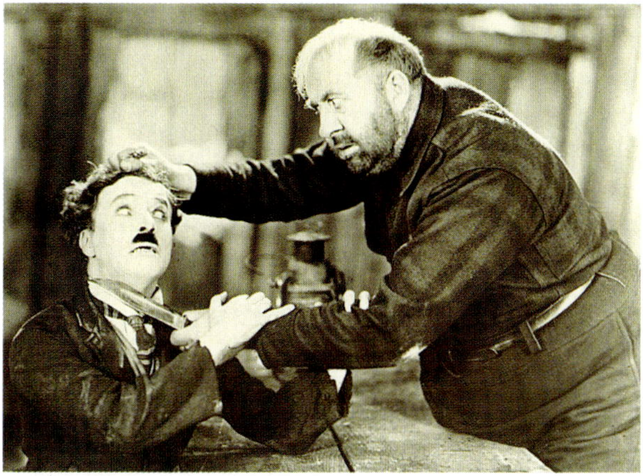

mais ce sont surtout les phénomènes inflammatoires, pouvant persister dans le temps, qui sont à l'origine de la genèse des influx douloureux. D'une façon schématique, toute lésion de l'organisme – maladie, traumatisme, agression... – provoque une réaction inflammatoire locale due à la réaction des cellules du sang et du système de l'immunité. La réponse inflammatoire, limitée dans le temps, est le point de départ des processus de réparation et de cicatrisation de l'organisme. Au cours de cette réaction inflammatoire, une grande quantité de substances sont libérées localement par les cellules du sang et du système immunitaire. Certaines peuvent activer les nocicepteurs, ce sont les substances algogènes. D'autres diminuent leur seuil d'activation et les rendent plus sensibles, ce sont les substances sensibilisatrices. Ainsi, après une entorse, la cheville gonfle, devient rouge et douloureuse. Cette douleur sera spontanée, correspondant à l'action des substances algogènes. Mais des effleurements et des attouchements légers de la peau, qui ne sont pas habituellement douloureux, vont être très désagréables ou même insupportables, ce qui correspond à l'abaissement du seuil de la douleur dans la région par le fait de substances sensibilisatrices.

L'existence de différents types de fibres nerveuses explique le phénomène de double douleur. La traction légère d'un poil ou d'un cheveu provoque au départ l'activation des fibres transmettant les informations tactiles (A alpha et A béta). Si l'on insiste, les fibres A delta sont activées, produisant une sensation de piqûre brève bien localisée. Si la stimulation augmente encore, les fibres C sont activées, générant une sensation désagréable, mal localisée, de brûlure. Dans le cas où la traction est d'emblée violente (ci-contre, une scène de *La Ruée vers l'or*, où Charlot se fait tirer fortement les cheveux), on ressent d'abord une douleur à type de piqûre, bien localisée, liée aux fibres A delta (30 m/sec), puis une douleur à type de brûlure, mal localisée et persistante, liée aux fibres C (2 m/sec). Ci-dessous, réactions douloureuses au cours d'une entorse de cheville.

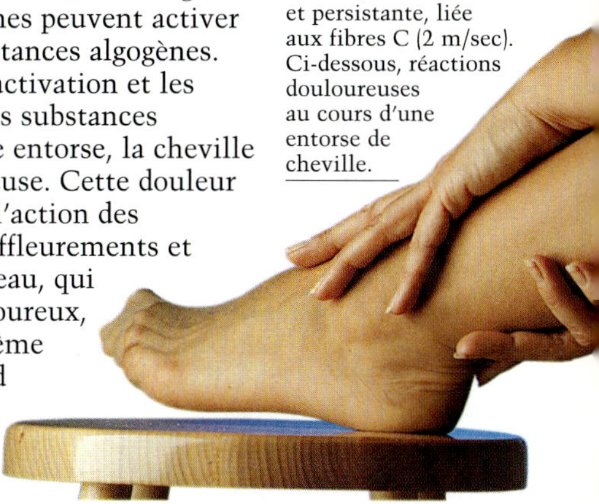

Les neurones relais de la moelle épinière

Une fois le nocicepteur activé, l'influx nerveux se propage le long du nerf jusqu'à la moelle épinière. Les fibres nociceptives (A delta et C), qui cheminent à côté des fibres sensorielles (A alpha et A béta), pénètrent dans la moelle dans sa partie postérieure, appelée corne postérieure. Le nocicepteur se termine à ce niveau, en formant une synapse avec le neurone relais médullaire. Cette jonction a fait l'objet de nombreux travaux qui ont rendu possible une meilleure compréhension de la modulation du message douloureux.

On connaît deux types de neurones relais médullaires. Le premier est spécialisé et n'est concerné que par 10 % des informations douloureuses.

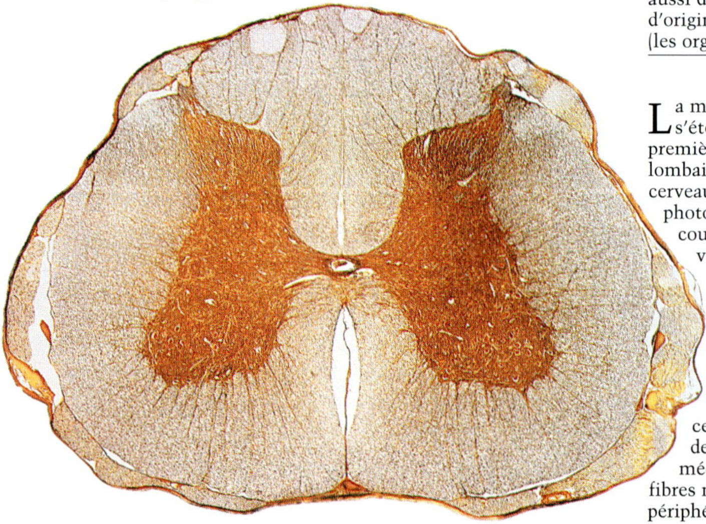

Le deuxième est une cellule nerveuse très particulière, appelée neurone à convergence, ou encore neurone polymodal, qui reçoit à la fois des informations douloureuses et non douloureuses. Ces neurones à convergences reçoivent plus de 90 % des informations douloureuses de l'organisme. Ils possèdent un axone qui se prolonge jusqu'au cerveau où se situent les autres relais de cette chaîne de

Un même neurone à convergence (cellule T) reçoit des informations de différentes fibres nociceptives et de fibres sensorielles. L'ensemble de l'organisme ainsi connecté à la cellule à convergence définit son champ récepteur. Le champ récepteur se compose en général d'une surface cutanée, d'une zone musculaire et parfois d'une zone articulaire ou osseuse. Certaines cellules à convergence reçoivent aussi des informations d'origine viscérale (les organes internes).

La moelle épinière s'étend des premières vertèbres lombaires jusqu'au cerveau. Sur une photographie d'une coupe de moelle, vue de dessus, on visualise une partie plus foncée au centre : la substance grise, composée des corps cellulaires des neurones médullaires. Les fibres nociceptives périphériques pénètrent dans la moelle (en haut) et rentrent en contact avec des neurones de la partie supérieure de la corne postérieure. La partie la plus claire (substance blanche) correspond aux axones en transit.

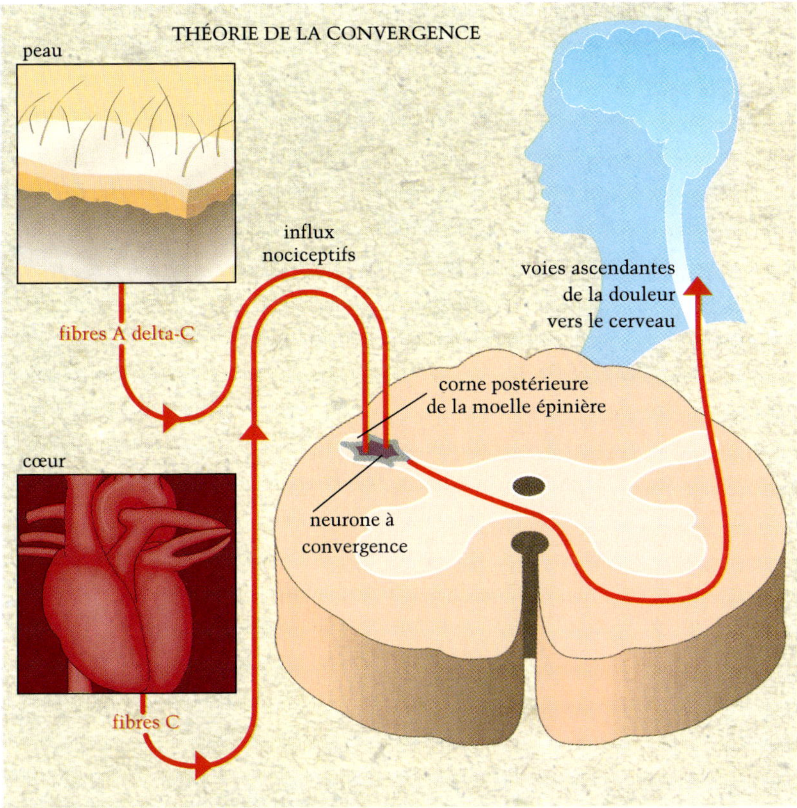

l'information nociceptive. Une cellule relais reçoit des informations de nombreux nocicepteurs dont les champs de détection (ou champs récepteurs) peuvent correspondre à des régions différentes de l'organisme (peau, muscles, viscères, articulations). L'une des fonctions des cellules relais est de faire le tri, de filtrer ce qui doit être transmis au cerveau. Cette organisation très particulière des champs récepteurs explique les phénomènes de douleurs projetées : certaines douleurs, en particulier celles des organes profonds, sont mal localisées et donnent quelquefois lieu à des douleurs ressenties dans un autre endroit du corps.

L'infarctus cardiaque peut se traduire par une douleur du bras gauche : la douleur ressentie ne correspond pas à une lésion à ce niveau, mais à une erreur de localisation lors de l'analyse par le cerveau. Les neurones (ci-dessus) transmettant l'information douloureuse de cette partie du bras, transmettent aussi la douleur cardiaque.

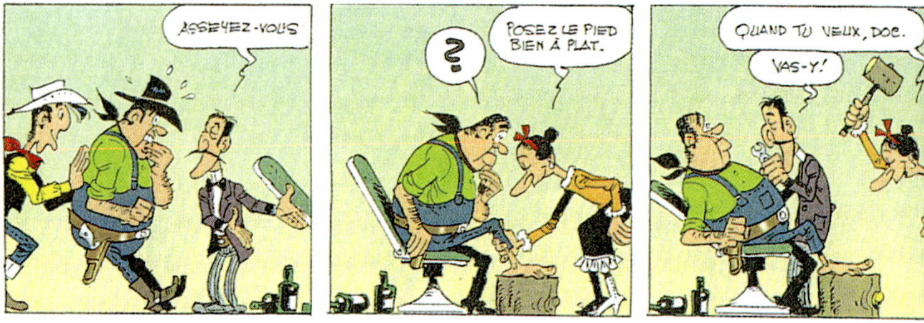
ASSEYEZ-VOUS
?
POSEZ LE PIED BIEN À PLAT.
QUAND TU VEUX, DOC.
VAS-Y !

Des phénomènes locaux modulent, au niveau de la cellule à convergence, la transmission de l'influx douloureux vers le cerveau

Les neurones à convergence sont donc activés par les informations douloureuses véhiculées par les fibres A delta et C. Le neuromédiateur de la douleur n'a pas encore été clairement identifié, alors que plusieurs dizaines de transmetteurs libérés par les terminaisons des nocicepteurs sont connus.

A l'inverse, les informations qui arrivent par les fibres sensorielles (A alpha et A béta) peuvent inhiber le fonctionnement de ces neurones qui deviennent moins réceptifs aux informations

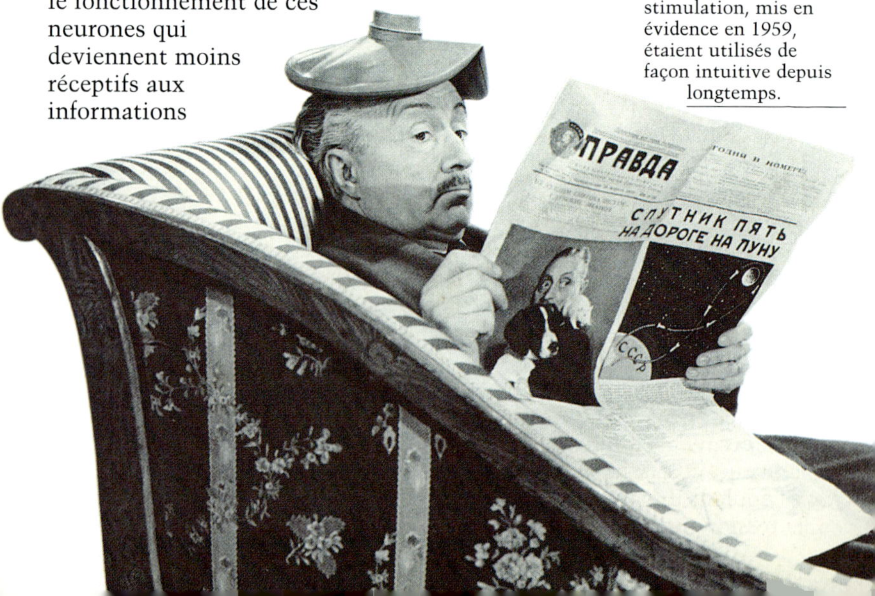
ПРАВДА
СПУТНИК ПЯТЬ НА ДОРОГЕ НА ЛУНУ
СССР

Des stimulations non douloureuses (froid d'une poche de glace par exemple) exercées sur le territoire douloureux ou à proximité peuvent diminuer ou supprimer le message nociceptif. C'est l'entrée en jeu des fibres sensorielles A béta, situées dans les champs récepteurs concernés, qui inhibe les neurones à convergence. Ces mécanismes de contre-stimulation, mis en évidence en 1959, étaient utilisés de façon intuitive depuis longtemps.

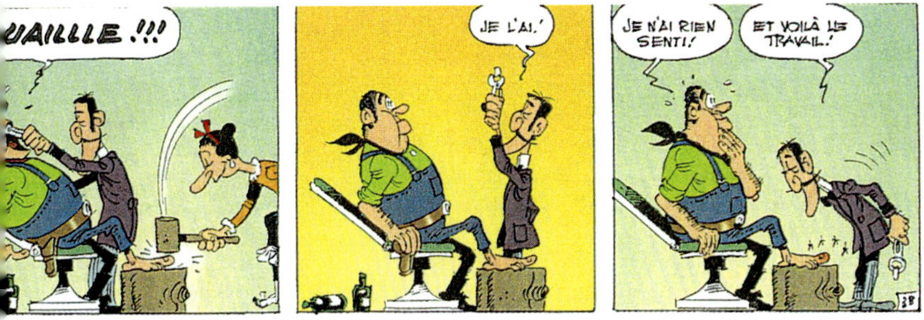
UAILLLE !!!
JE L'AI !
JE N'AI RIEN SENTI !
ET VOILÀ LE TRAVAIL !

douloureuses. Dans certaines circonstances, frotter ou masser la zone douloureuse (stimulation mécanique sensorielle), appliquer de la chaleur ou du froid (stimulation thermique sensorielle) peuvent apporter un soulagement partiel et temporaire.

Les structures cérébrales exercent également un contrôle au niveau des cellules à convergence

Différentes structures cérébrales ont la capacité de déclencher des actions inhibitrices. Leur rôle physiologique n'est pas encore clairement compris. A ce jour, deux types de mécanismes inhibiteurs descendants ont été identifiés et étudiés.
La douleur fait partie des facteurs susceptibles d'activer ces contrôles descendants. Ainsi, un stimulus douloureux intense exercé dans une région de l'organisme peut s'opposer à la transmission des influx douloureux au niveau de tous les neurones relais médullaires (à l'exception bien entendu du neurone relais concerné par la transmission dudit stimulus douloureux). Ce mécanisme réflexe, dénommé contrôle inhibiteur diffus nociceptif, a vraisemblablement pour fonction d'isoler une douleur intense qui autrement serait «noyée» au milieu des autres perceptions douloureuses. Il expliquerait qu'une douleur peut en cacher une autre, constatation utilisée depuis de nombreux siècles en pratique vétérinaire pour réaliser des interventions douloureuses (section de la queue, écornage, castration) sous le couvert d'une douleur intense provoquée comme une brûlure ou la torsion du museau.

A l'état normal, l'ensemble des neurones à convergence reçoit quantité d'informations non nociceptives formant un «bruit de fond». La survenue d'un message nociceptif dans une région va provoquer de manière réflexe une inhibition, provenant du cerveau, de tous les autres neurones à convergence, ce qui va isoler le message nociceptif. Ce contrôle inhibiteur diffus nociceptif, mis en évidence chez l'homme dans les années 1980, a un rôle d'extraction et d'amplification de la douleur, mais il est utilisé depuis longtemps, de façon détournée. Une douleur provoquée, si elle est suffisamment intense, peut masquer le site douloureux initial et permettre une intervention minime. Le sujet ressent la douleur provoquée, et l'on peut qui intervenir confortablement, comme le dentiste de cette bande dessinée.

Résultat de ces interactions positives et négatives : la théorie de la porte

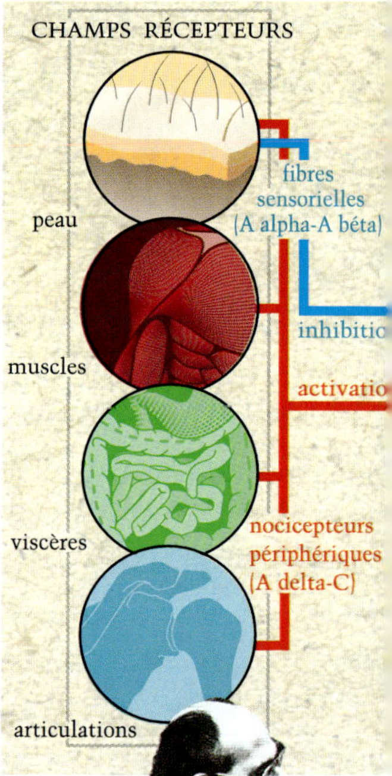

Le schéma qui décrit l'ensemble des interactions positives et négatives au niveau du premier relais médullaire (neurone à convergence) a été élaboré par le psychiatre canadien Ronald Melzack et par le neurobiologiste britannique Patrick Wall, en 1965, sous le nom de «théorie de la porte». Ce schéma, qui explique la modulation de la transmission de l'influx douloureux au niveau des neurones à convergence, a été modifié depuis, mais l'ensemble de la théorie reste toujours d'actualité.

Le neurone à convergence, qui a la capacité de transmettre la douleur jusqu'aux centres cérébraux, est soumis en permanence à des influences positives (les influx douloureux) et à des influences inhibitrices (les contrôles locaux et venant du cerveau). C'est la balance, la résultante de ces actions contraires, qui fera que la porte sera ouverte – et l'influx douloureux montera vers le cerveau – ou fermée – et l'information douloureuse sera bloquée.

L'essentiel des messages douloureux est transmis aux structures cérébrales

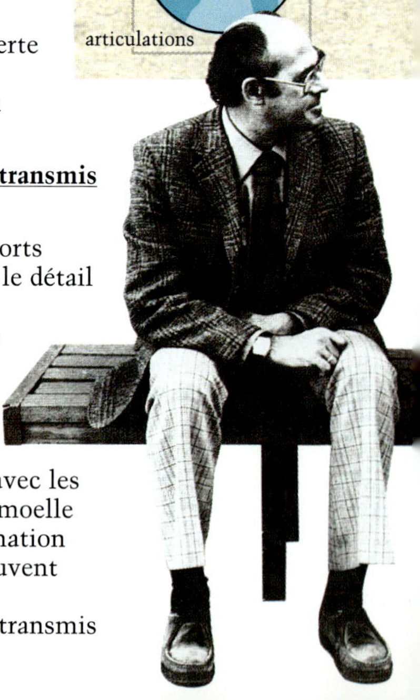

Les neurones à convergence ont des rapports avec d'autres neurones médullaires dont le détail des interactions est encore mal connu. Il est certain qu'ils ont des contacts avec les neurones commandant les mouvements musculaires, ce qui explique les mécanismes réflexes de retrait. Pour les phénomènes douloureux persistants, les interactions avec les centres du mouvement localisés dans la moelle participent (non exclusivement) à la formation de la contracture musculaire siègeant souvent dans une région douloureuse.

Toutefois, l'essentiel des messages est transmis

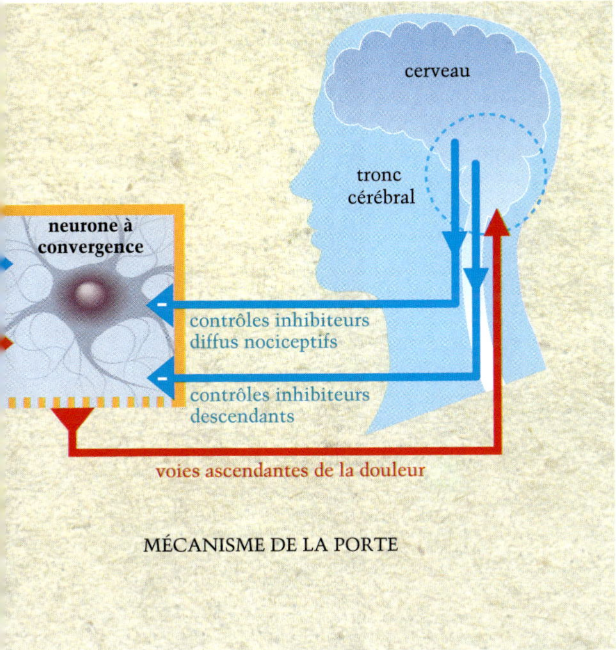

MÉCANISME DE LA PORTE

Le schéma simplifié de la porte permet de comprendre les mécanismes contrôlant la transmission des messages nociceptifs : quand le bilan des influences activatrices (en rouge) et inhibitrices (en bleu) active la porte, l'information douloureuse est transmise vers le cerveau. Certaines régions du champ récepteur étant sensibles à des stimulations très légères, les phénomènes inhibiteurs évitent, dans des conditions normales, d'être submergé de messages nociceptifs. A gauche, R. Melzack, ci-dessous P. Wall, les «pères» de la théorie de la porte.

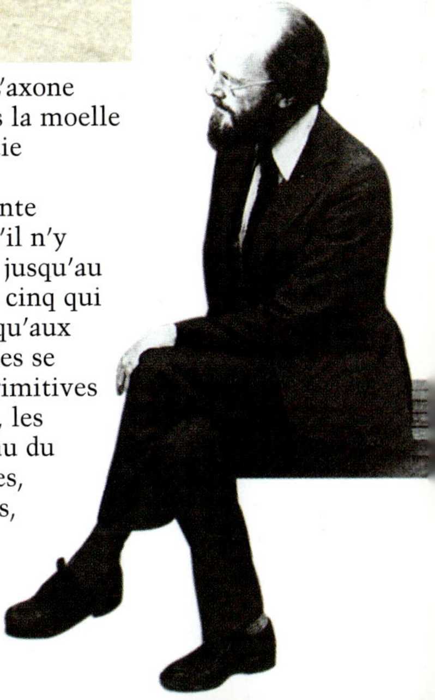

vers des neurones situés dans le cerveau. L'axone issu du neurone à convergence monte dans la moelle dans une zone bien définie, située à la partie antérieure de la moelle et connue depuis le début du siècle comme la «voie ascendante de la douleur». On a longtemps postulé qu'il n'y avait qu'une seule voie allant de la moelle jusqu'au thalamus. En réalité, il en existe au moins cinq qui transitent *via* cette partie de la moelle jusqu'aux structures cérébrales. La plupart de ces voies se terminent dans des régions profondes et primitives du cerveau faisant partie du tronc cérébral, les autres se projettent effectivement au niveau du thalamus. En marge de ces voies principales, on suspecte l'existence de voies accessoires, qui auraient peu ou pas de rôle dans les conditions normales, mais qui pourraient être activées après lésion du système nerveux central.

Conséquences de l'arrivée du message douloureux au niveau du tronc cérébral et du thalamus

Les voies aboutissant dans les structures du tronc cérébral déclenchent les manifestations neuro-végétatives de la douleur : augmentation de la pression sanguine (tension artérielle), du travail et de la fréquence cardiaque, sueurs... Elles mettent également en jeu des réactions endocriniennes (hormonales) et métaboliques de la douleur, des réactions motrices de fuite ou d'attaque. Le message nociceptif à ce niveau va aussi entraîner l'activation de différentes structures jouant un rôle dans les manifestations émotionnelles, la mémorisation, l'éveil, les réactions motrices de fuite ou d'attaque et la mise en action de contrôles descendants de la douleur. Ces importantes réactions, positives dans un premier temps (préparation de l'organisme à la lutte ou à la fuite), entraînent au long cours des conséquences néfastes pour l'organisme. C'est à cause de ces réactions qu'on a pu démontrer, chez des patients à risque, qu'une douleur post-opératoire insuffisamment traitée entraînait un risque de complications plus important.

Les autres voies arrivent dans deux régions différentes du thalamus. Le thalamus médian va participer, directement et en interaction avec d'autres structures, à l'élaboration des réactions motrices, émotionnelles et mnésiques liées à l'arrivée du message nociceptif. Le thalamus latéral, qui interagit avec certaines parties du cortex cérébral, joue un rôle dans la perception du caractère sensori-discriminatif de la douleur : type, intensité, rythme, localisation du message douloureux.

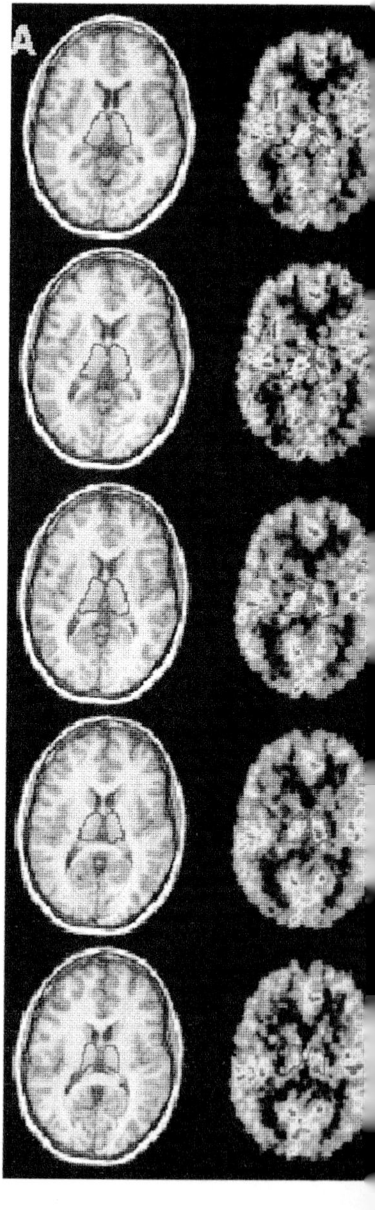

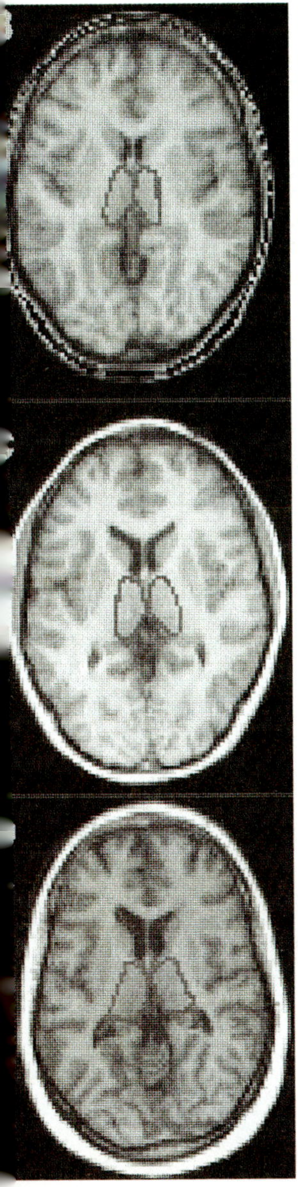

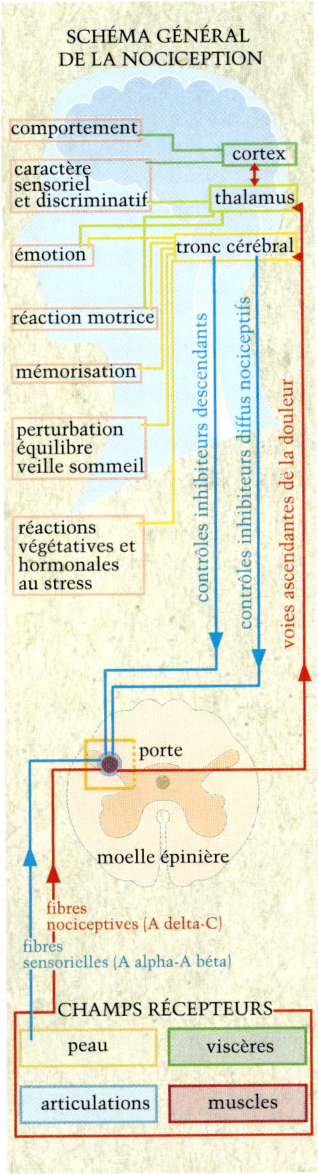

Le message nociceptif parti du champ récepteur, après avoir «passé la porte», va déclencher, au niveau cérébral, une cascade de réactions : identification du message, mise en jeu des facteurs émotionnels, mémorisation et confrontation aux expériences antérieures, augmentation de la vigilance, réactions physiques, comportementales, hormonales et végétatives (ci-contre, le schéma général de la nociception). L'ensemble des mécanismes et structures mis en action au niveau cérébral par ce message est loin d'être connu en détail. Les incertitudes tiennent à des limites techniques. Les expérimentations chez l'animal permettent d'explorer la chimie du cerveau, mais ne reflètent pas toute la complexité de la douleur chez l'homme. Avec les techniques d'imagerie par émission de positrons ou d'IRM fonctionnelle, on peut visualiser des modifications d'activité métabolique du cerveau humain lors de douleurs (ici, l'activation du thalamus lors d'une douleur aiguë). Le perfectionnement de ces techniques devrait permettre de grands progrès dans la compréhension de ces mécanismes.

Le cerveau sécrète ses propres morphines

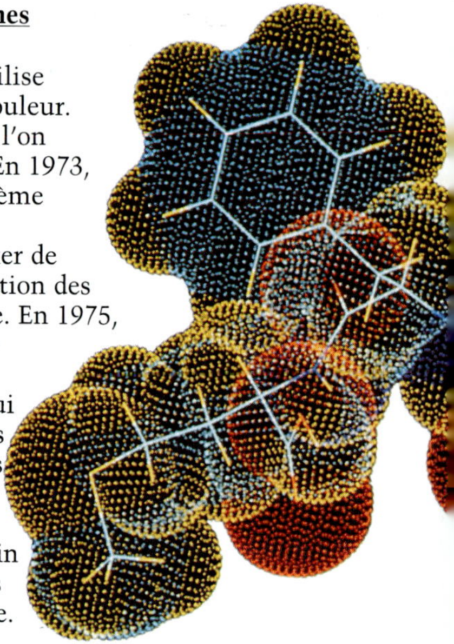

Depuis plus de quatre mille ans, on utilise les dérivés d'opium pour soulager la douleur. Ce n'est que dans les années 1970 que l'on commence à comprendre leur action. En 1973, on met en évidence, au niveau du système nerveux, des récepteurs aux opiacés permettant aux morphiniques de se fixer de façon spécifique. Après la fixation, l'action des opiacés sur le neurone peut se produire. En 1975, on découvre que le cerveau est capable de sécréter ses propres morphines : les endomorphines. On connaît aujourd'hui trois grandes familles d'endomorphines – les endorphines, les enképhalines, les dynorphines –, qui regroupent au total plus d'une vingtaine de molécules. De nombreux travaux ont eu lieu depuis afin de mieux cerner le rôle et les fonctions de ces endomorphines dans l'organisme.

La morphine peut, au niveau de la moelle, bloquer la porte de la douleur en empêchant les fibres nociceptives de transmettre

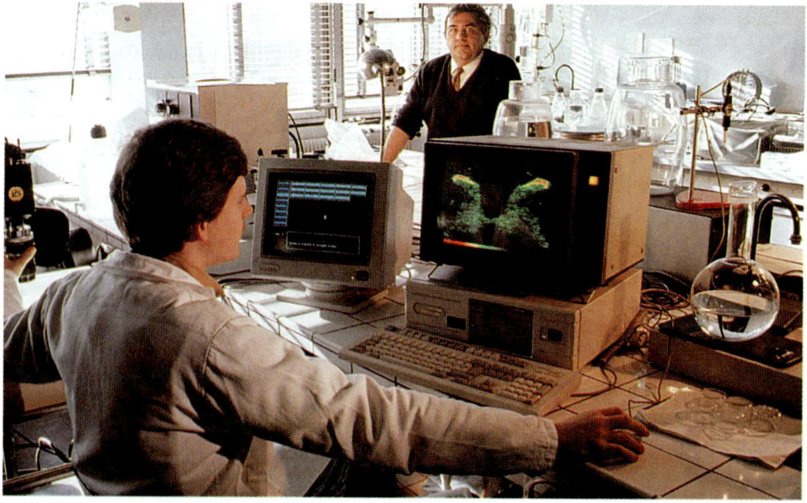

le message au neurone relais. Comme à ce niveau se trouvent de nombreux neurones contenant des endomorphines et qu'il existe des récepteurs aux endomorphines dans la partie terminale des fibres nociceptives, l'action semble évidente. De la même manière, il a été montré que l'application directe de morphine au niveau de certaines structures cérébrales pouvait activer certains contrôles inhibiteurs descendants de la douleur.

Par contre, l'action supposée de la morphine et des endomorphines sur la composante émotionnelle ou les processus de mémorisation de la douleur reste mal connue. Supposer l'existence d'un système interne de contrôle de la douleur, dont les endomorphines sont une pièce maîtresse, semble logique et séduisant. Toutefois, rien n'est encore formellement prouvé.

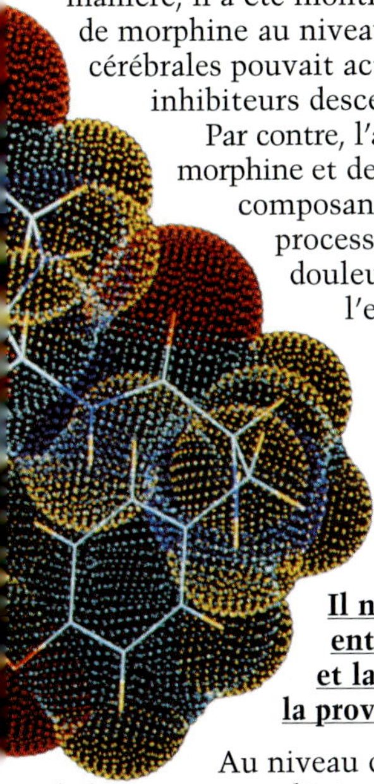

Il n'y a pas de relation directe entre l'intensité d'une douleur et la gravité potentielle de ce qui la provoque

Au niveau de la moelle, le système de la porte et ses déséquilibres éventuels peuvent expliquer les douleurs sans lésion. Au niveau des structures cérébrales, l'activation par des facteurs autres que des messages nociceptifs, ou des déséquilibres de leur fonctionnement (réponses exagérées, douleur mémorisée) génèrent parfois des douleurs intenses sans qu'une maladie ou une lésion significative explique la douleur dans la région du corps où elle est perçue.

Que la genèse du problème provienne d'une lésion, d'un organe lésé, de la moelle ou des structures cérébrale, l'intégration de la douleur «se passe dans la tête». La dichotomie entre l'organique et le psychologique n'a aucune justification dans la compréhension de la douleur elle-même.

Trois grandes familles d'endormorphines (endorphines, enképhalines, dynorphines) ont une partie de leur structure identique, située à une de leurs extrémités. La connaissance de leur composition permet des représentations tridimensionnelles : au centre, une molécule d'enképhaline, l'une des plus petites endomorphines. On les retrouve dans certains nerfs périphériques, la glande surrénale...

Pour exercer leur action, ces molécules se fixent sur des récepteurs situés sur des cellules «cibles». Il existe quatre grands types de récepteurs où les endomorphines, et également les opiacés «externes» (morphine, codéine...), peuvent se fixer. Les opiacés «internes» ou «externes» sont classés en fonction des types de récepteurs où ils se fixent, de la qualité de leur liaison à ce niveau, de leur type d'action sur le récepteur (activation, inhibition) et de la puissance de leur action. On a retrouvé ces récepteurs de manière diffuse dans le système nerveux, (page de gauche, au niveau de la moelle), y compris dans des structures ne jouant aucun rôle dans la douleur.

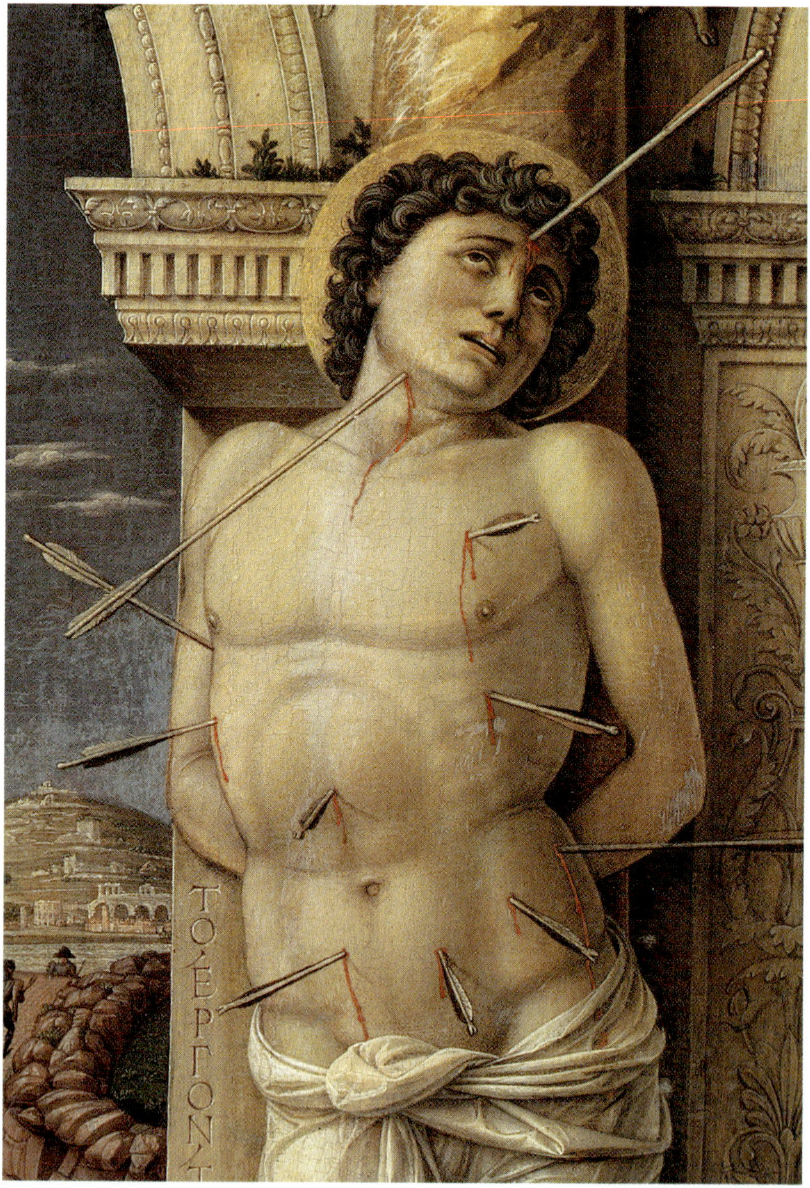
ΤΟ ΕΡΓΟΝ

Alors que chacun possède le même «équipement» neurobiologique de détection et de transmission de l'information douloureuse, tous les individus ne perçoivent pas la douleur de façon identique. Au cours du temps et en fonction des circonstances, le seuil de perception de la douleur peut changer pour une même personne. Ces variations s'expliquent par les facteurs psychologiques qui font partie ou qui contribuent à l'expérience douloureuse.

CHAPITRE II

FACTEURS PSYCHOLOGIQUES ET DOULEUR

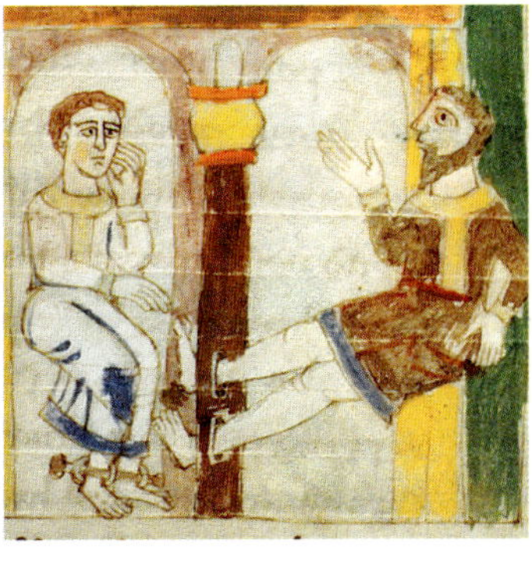

Le seuil de perception de la douleur est variable d'un individu à l'autre, alors que les seuils de déclenchement des nocicepteurs sont quasiment identiques pour tous. Deux exemples de résistance à la douleur : le martyr (St Sébastien, à gauche) et la torture (sous l'Inquisition, ci-contre).

La composante émotionnelle fait toute la particularité de la sensation douloureuse

Elle confère à la douleur un caractère désagréable, pénible, difficilement supportable qui retentit sur l'individu. Quand elle se prolonge, cette composante affective peut même évoluer vers des états voisins comme l'anxiété ou la dépression.

La fonction de l'émotion serait de donner une valeur positive ou négative à un événement en fonction de son importance biologique et de sa signification. L'émotion, en donnant un relief à l'événement, faciliterait sa mémorisation et établirait un ordre de priorité dans les souvenirs. La charge émotionnelle jouerait donc un rôle fondamental dans les processus d'apprentissage. Les phénomènes d'apprentissage sont modulés par des facteurs familiaux et culturels, ce qui explique en partie les différences entre individus selon les cultures.

D'un point de vue neuro-anatomique, les centres cérébraux de l'émotion sont regroupés dans le système limbique. Ce système échange des données avec de nombreuses structures cérébrales, en particulier celles impliquées dans la nociception.

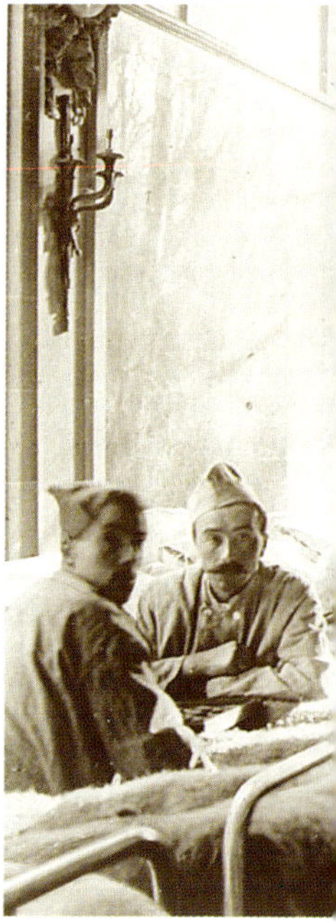

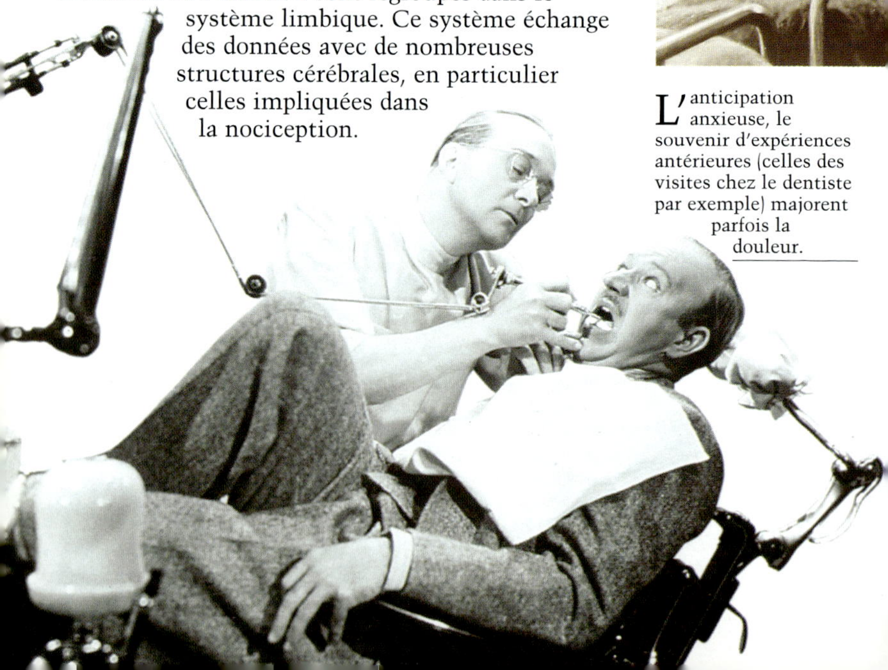

L'anticipation anxieuse, le souvenir d'expériences antérieures (celles des visites chez le dentiste par exemple) majorent parfois la douleur.

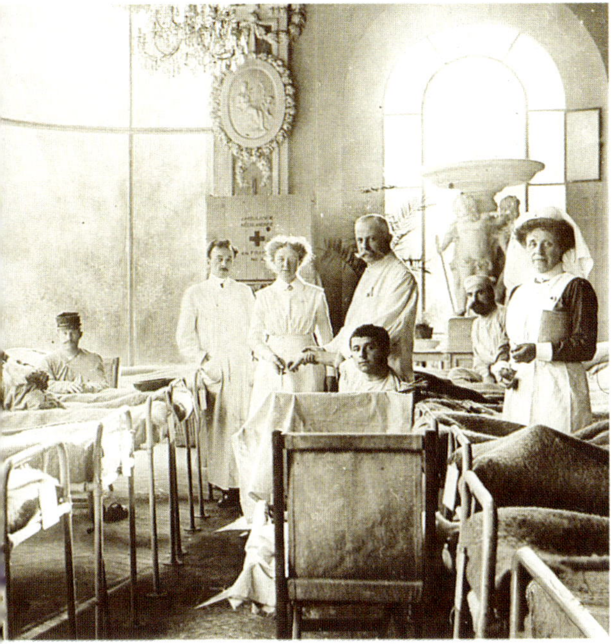

Une étude a comparé les demandes d'antalgiques de civils et de blessés de guerre ayant le même type de lésions. La consommation était moindre chez les militaires, associant la douleur à la vie sauve, au retour au pays, alors que les civils l'associaient à la crainte du handicap ou de la désinsertion sociale.

« A chacun sa sensibilité. [...] La guerre de 1914-1918 nous a permis d'analyser les différentes façons de sentir des hommes de chaque nation. [...] Je veux marquer l'indifférence parfaite à la douleur provoquée de certains Russes. [...] A la demande expresse d'un entourage russe très aristocratique, m'affirmant qu'il était inutile d'endormir certains cosaques pour les opérer, parce qu'ils ne sentaient rien, j'ai, un jour, désarticulé sans anesthésie, et quelque répugnance que j'en eusse, trois doigts et leurs métacarpiens à un blessé russe, et tout le pied à un de ses camarades. Ni l'un, ni l'autre n'eurent le moindre frémissement, tournant la main, levant la jambe, à ma demande, sans faiblir un instant comme sous la plus parfaite des anesthésies locales. »

René Leriche, *La Chirurgie de la douleur*, 1937

La lobotomie frontale interrompt certains circuits reliés au système limbique. Cette intervention était parfois proposée dans des douleurs irréductibles. Les patients ressentaient toujours les informations nociceptives, mais elles étaient décrites avec des termes neutres, ayant perdu tout caractère agressif.

Référence au passé, interprétation, focalisation ou détournement de l'attention : les facteurs cognitifs de la douleur sont nombreux

Le terme cognitif désigne un ensemble de processus mentaux susceptibles d'influencer une perception et les comportements qui en découlent. Facteurs émotionnels et facteurs cognitifs sont liés et fonctionnent en miroir. Parmi ces derniers, la référence, le souvenir d'expériences douloureuses antérieures expliquent les comportements de protection vis-à-vis d'un danger identifié comme une source de douleur potentielle.

De même, la capacité à anticiper le contrôle d'une douleur à venir joue un rôle important : la douleur post-opératoire est moindre si, avant la chirurgie, le patient reçoit des informations sur les moyens de la contrôler et s'il peut participer activement à sa gestion (équipe soignante attentive à la demande d'antalgique, autoanalgésie, techniques de relaxation).

Du fait de leur concentration, les sportifs qui participent à des matchs où les contacts physiques sont parfois violents (rugby, hockey, football) peuvent subir des traumatismes sans ressentir de douleur.

Autre facteur cognitif, la signification ou l'interprétation de la douleur qui peuvent majorer la composante émotionnelle et donc la perception globale de la douleur.

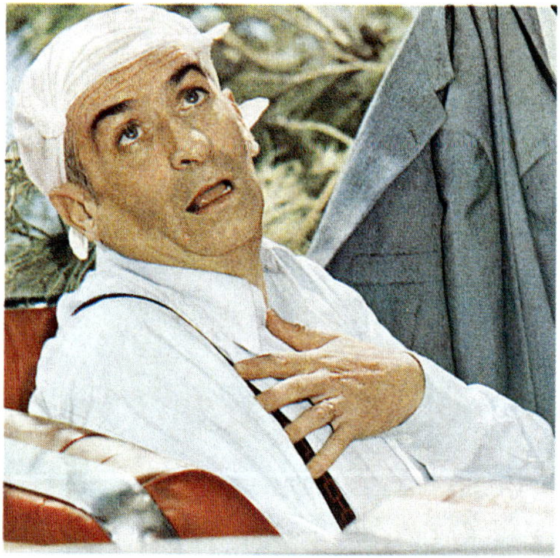

La signification accordée à la douleur est fortement influencée par sa localisation. Certaines localisations, comme la poitrine ou l'abdomen (le ventre), sont très inquiétantes. La crainte d'avoir une maladie grave à l'origine de la douleur, que les médecins n'ont pas su déceler, est également un facteur connu d'entretien et de majoration d'une douleur chronique.

Les facteurs de distraction de l'attention sont bien connus des douloureux. Il est rare qu'un patient souffrant de douleur chronique n'ait pas remarqué qu'une activité plaisante, qui occupe l'esprit, puisse quelquefois laisser la douleur de côté. Paradoxalement, les douloureux ont souvent des difficultés à l'admettre dans la mesure où ils craignent la mise en doute de la réalité de leur douleur. A l'inverse, la focalisation de l'attention sur la zone douloureuse, la préoccupation constante de vérifier que la douleur est toujours présente, majorent l'importance de cette douleur.

Ces constatations ne doivent pas, pour autant, laisser penser que la «méthode Coué» est une stratégie suffisante pour contrôler la douleur.

Une douleur thoracique est parfois source d'angoisse, d'anxiété, qui majore l'expérience douloureuse. On y associe la crainte d'avoir une maladie cardiaque, qui pourrait être à l'origine de la douleur. La focalisation sur cette douleur, si elle persiste, conforte parfois les craintes, tout comme la connaissance de malades dans l'entourage, la famille… Ici, Louis de Funès jouant au malade cardiaque, dans le film *Sur un arbre perché*.

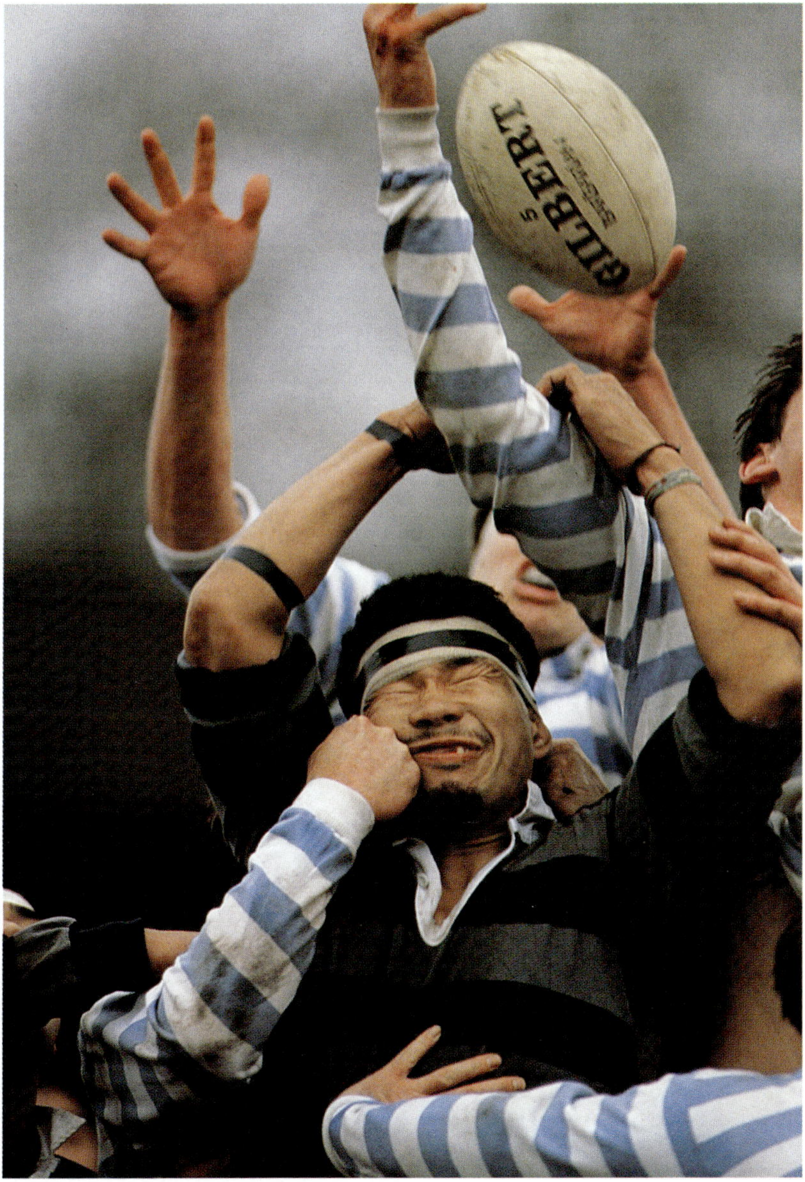
GILBERT

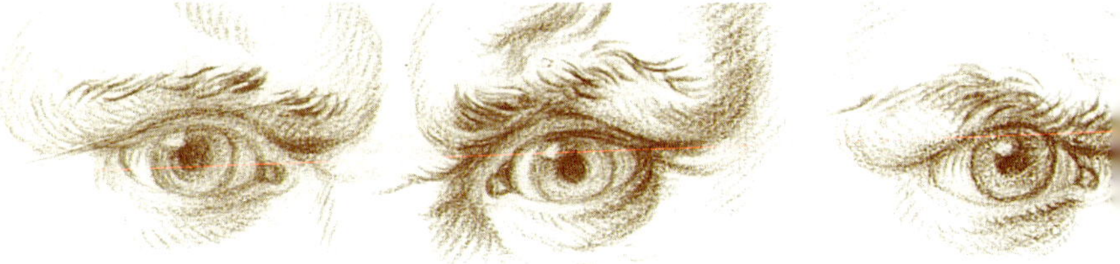

Verbal ou non verbal : le rôle des facteurs comportementaux

Attitudes corporelles, mimiques ne sont pas spécifiques à la douleur. Elles ne sont analysables que replacées dans leur contexte (ici, expressions de la douleur, par Charles Le Brun, vers 1698).

La présence d'une douleur se traduit par un comportement qui est l'expression de cette douleur. Ce comportement peut être verbal – une plainte, une demande d'antalgique – exprimant très clairement que l'on a mal. Il peut aussi être non verbal et se traduira dans le corps par des mimiques, des postures, une modification des activités. Ce comportement a valeur de communication avec l'entourage ou la société. C'est finalement le seul aspect de la douleur que verront la famille ou le médecin.

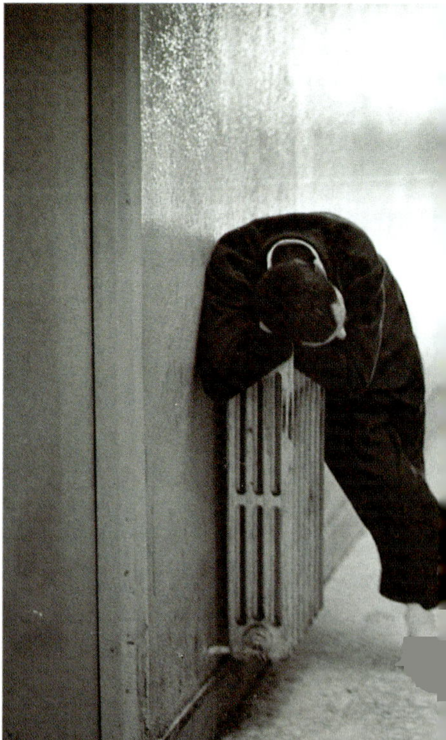

Le mode de comportement est modifié par les modèles sociaux et familiaux. Dans certaines situations, des renforcements entretiennent la douleur et induisent des comportements pouvant persister après guérison de la lésion initiale. Les facteurs culturels, changeant perception et expression de la douleur, relèvent de l'apprentissage social. On a mis en évidence des variations du seuil de perception et des niveaux de tolérance entre individus de cultures différentes. Les expressions verbales et comportementales sont extrêmement variables, allant de l'absence de plainte à une grande

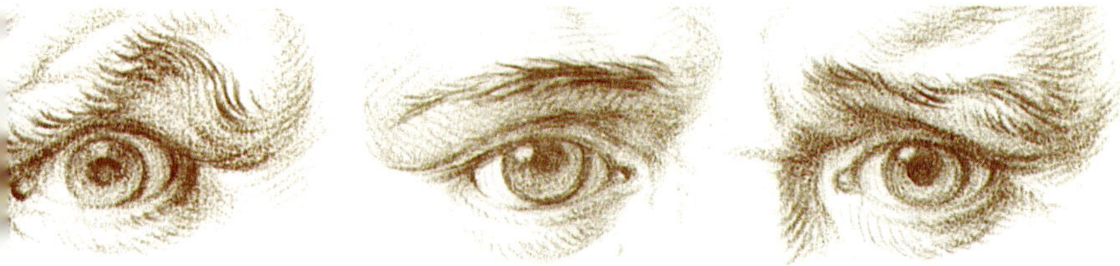

démonstrativité. L'observateur, qui n'a pas les mêmes références, est souvent troublé par l'excès de stoïcisme ou l'exagération manifeste. Certaines sociétés possèdent des coutumes où il existe une part de douleur infligée (scarifications...). Dans ces circonstances, la part émotionnelle et l'expression de la douleur sont grandement modifiées.

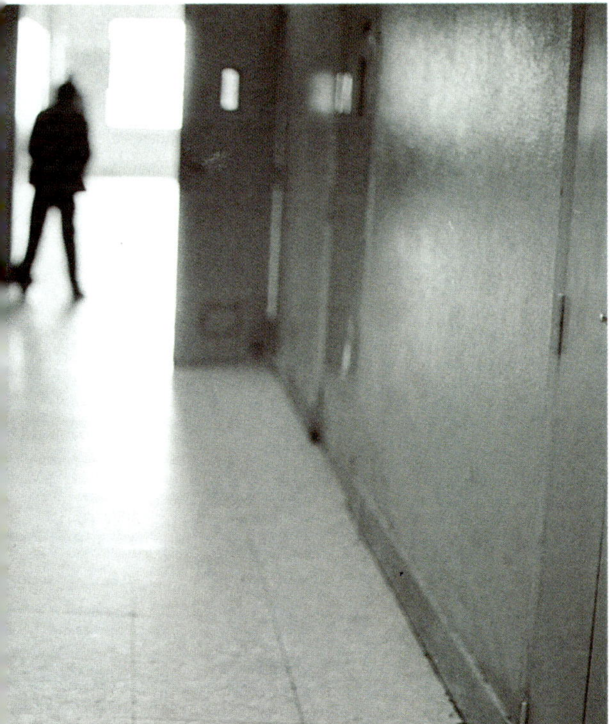

Le discours autour de la douleur ou ses attitudes explicites envahissent parfois l'ensemble de la vie du sujet. Si les modèles culturels jouent un rôle important dans l'expression de la douleur, on sait aussi qu'elle peut être renforcée par de nombreux facteurs dont la sollicitude excessive ou les réactions de rejet de l'entourage. Lorsque la douleur est exprimée, des choses positives peuvent arriver (attention, compassion) ou des situations déplaisantes être évitées (conflits professionnels ou familiaux). Il existe un véritable apprentissage du comportement douloureux. Dans la phase aiguë, par exemple, se reposer, boiter, peut être efficace pour réduire la souffrance. Mais ces attitudes pourront persister comme anticipation de la douleur à venir plutôt que comme réponse à celle-ci.

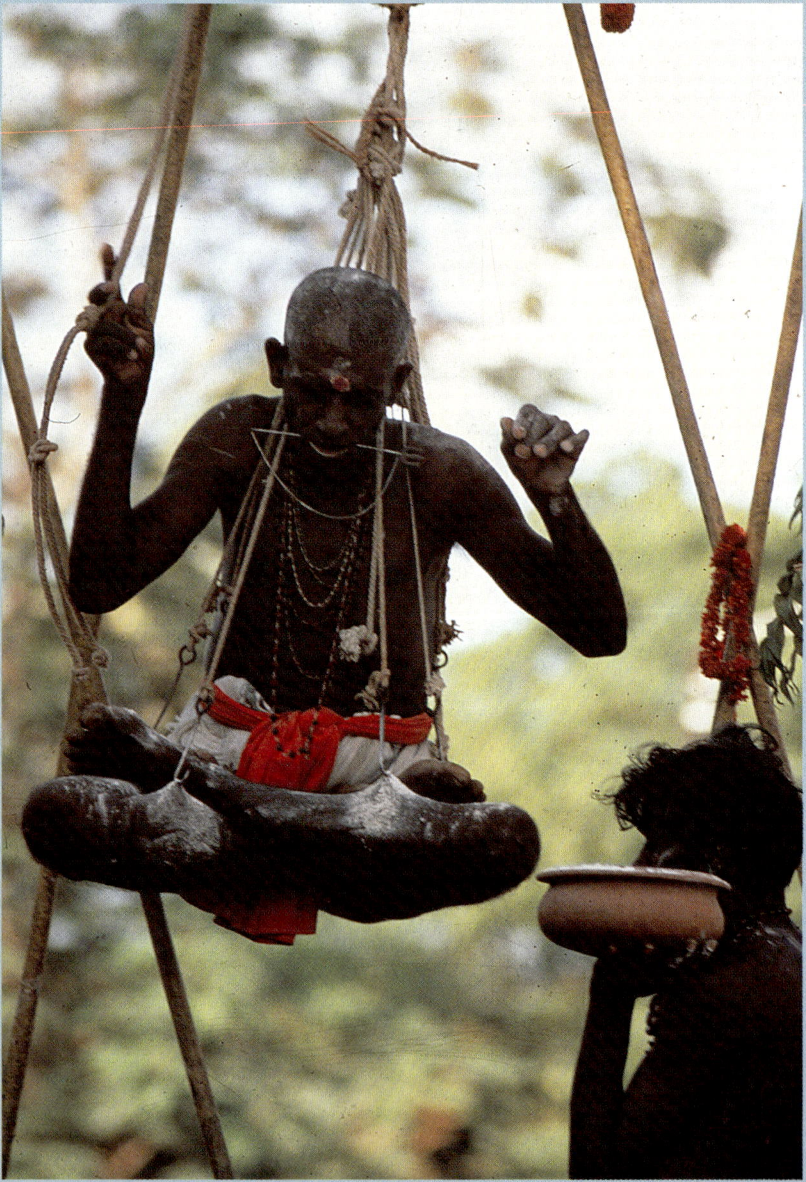

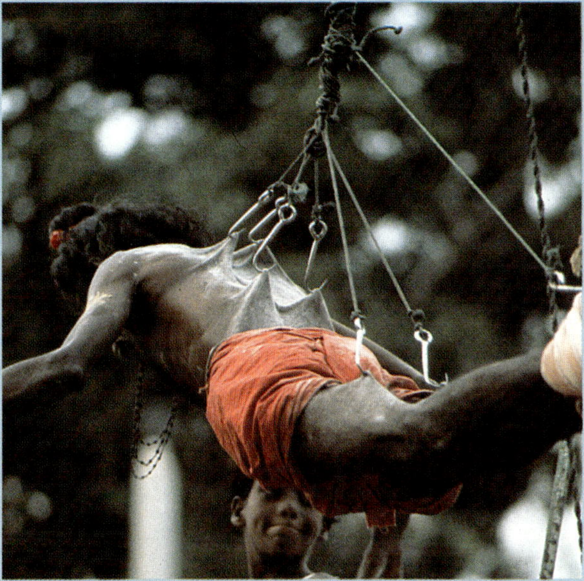

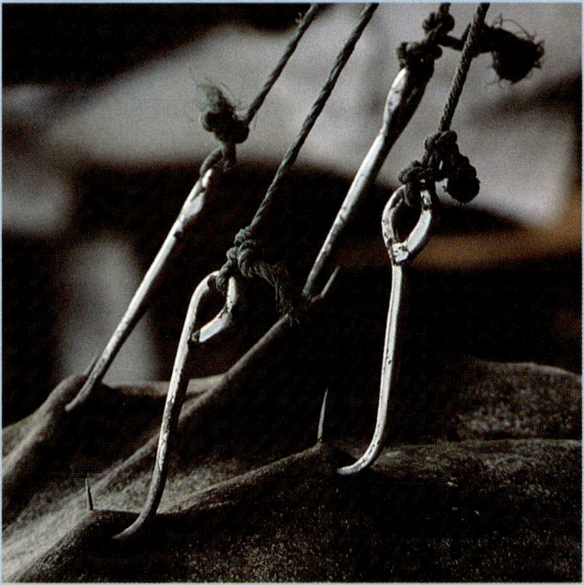

«Le rite de la «suspension aux crochets», encore pratiqué à Ceylan, offre un des exemples les plus frappants de l'emprise des valeurs culturelles sur la notion de douleur. Dans cette cérémonie, dérivée d'une ancienne coutume, on choisit un membre d'un groupe social donné, pour représenter la puissance des dieux. Le rôle de l'élu (ou «célébrant») est de bénir les enfants et les récoltes dans les villages avoisinants, à une certaine période de l'année. Des crochets d'acier, reliés par des cordes solides au sommet d'une charrette spéciale, sont enfoncés sous la peau et les muscles de l'élu, de chaque côté du dos. La charrette circule alors de village en village. Généralement, l'homme s'agrippe aux cordes pendant les déplacements, mais quand, dans chaque village, on arrive au point culminant de la cérémonie, il se balance librement, retenu par les seuls crochets insérés dans le dos, pour bénir les enfants et la moisson. Le plus étonnant, c'est qu'il ne manifeste aucun signe de douleur, mais semble au contraire dans un «état d'exaltation».»

R. Melzack et P. D. Wall, *Le Défi de la douleur*, 1989

La perception et l'expression de la douleur varient selon les âges de la vie, en son début et à sa fin

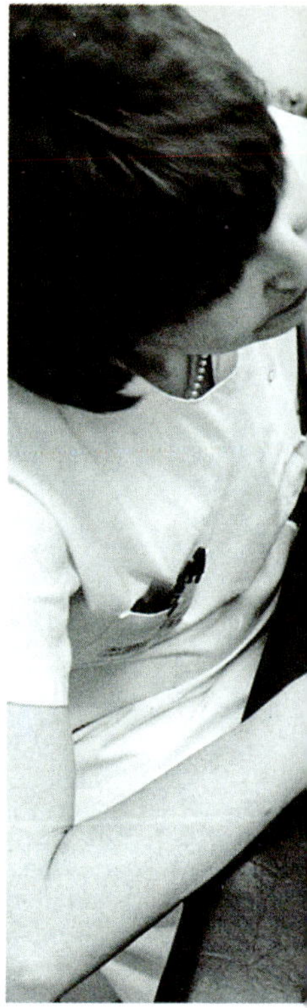

La douleur de l'enfant a pendant longtemps été déniée, négligée. Jusqu'à la fin des années 1980, le nouveau-né a fait les frais de conceptions qui supposaient que l'immaturité de fonctionnement de son système nerveux le protégeait des perceptions douloureuses. Les enfants étaient opérés sans antalgiques, dans des conditions jugées inadmissibles à la même époque par les textes légaux régissant les conditions d'expérimentation sur l'animal. Le nouveau-né n'était pas aussi bien protégé quc le rat de laboratoire. Une étude de 1998 montre qu'aujourd'hui encore à peine 50 % des douleurs de l'enfant sont pris en compte dans les services hospitaliers de pédiatrie.

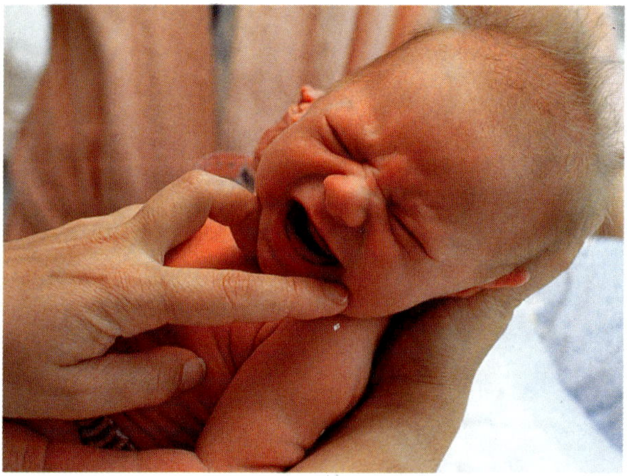

Le bébé pleure quand il a mal, mais il a été impossible de mettre en évidence un pleur particulier qui signifierait la douleur. Le pleur traduit aussi bien l'inconfort, la faim, la colère que la douleur.

Pourtant le nouveau-né et le prématuré ressentent la douleur. Le système de la nociception se met en place pendant la vie utérine, même s'il ne fonctionne pas, dès la naissance, comme celui de l'adulte. Si l'ouverture de la «porte» fonctionne, les contrôles inhibiteurs sont défaillants chez l'enfant et le système des endomorphines nécessitera plusieurs semaines avant d'être complètement opérationnel. L'ensemble des ces données scientifiques et les observations de

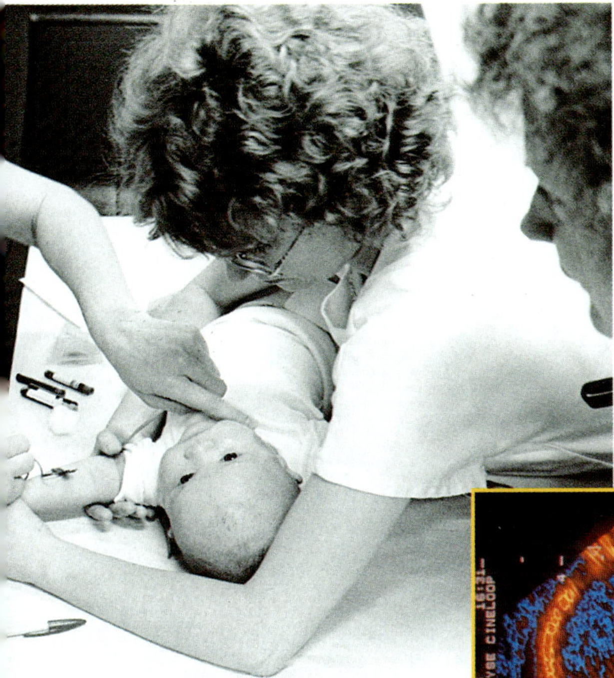

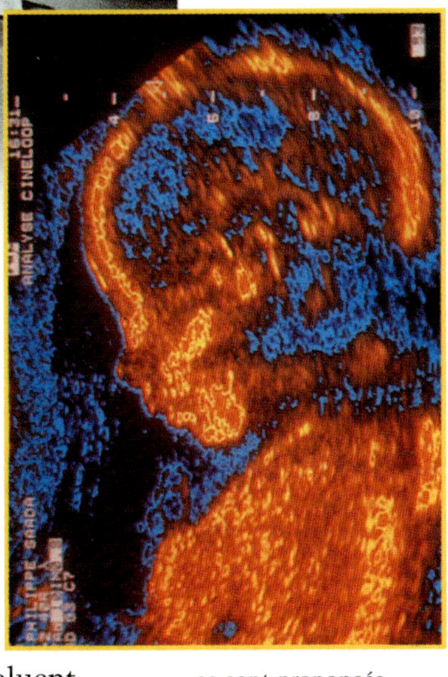

nouveau-nés permettent d'affirmer que, dès la naissance, l'enfant perçoit la douleur de façon exagérée par rapport à l'adulte.

Avant la cinquième année, le langage de l'enfant est insuffisant pour qu'il puisse exprimer clairement sa douleur

L'expression de la douleur et les facteurs cognitifs qui y sont attachés évoluent jusqu'à l'adolescence où ils seront proches de ceux de l'adulte. Chez le nourrisson et le jeune enfant, c'est l'observation de son comportement qui renseigne sur la douleur, plus que les pleurs, qui peuvent avoir d'autres significations. Les douleurs

Les premiers nocicepteurs apparaissent au cours du 2e mois de vie fœtale et l'ensemble de «détection» couvre toute la surface du corps au 5e mois. Les neurotransmetteurs de la douleur sont fabriqués à partir du 4e mois. Les voies de la douleur allant de la moelle au cerveau sont définitivement en place au début du 6e mois. Les structures cérébrales impliquées dans la nociception fonctionnent au début du 7e mois. Les obstétriciens anglais se sont prononcés récemment pour l'utilisation d'antalgiques lors des actes sur le fœtus à partir du 6e mois de grossesse.

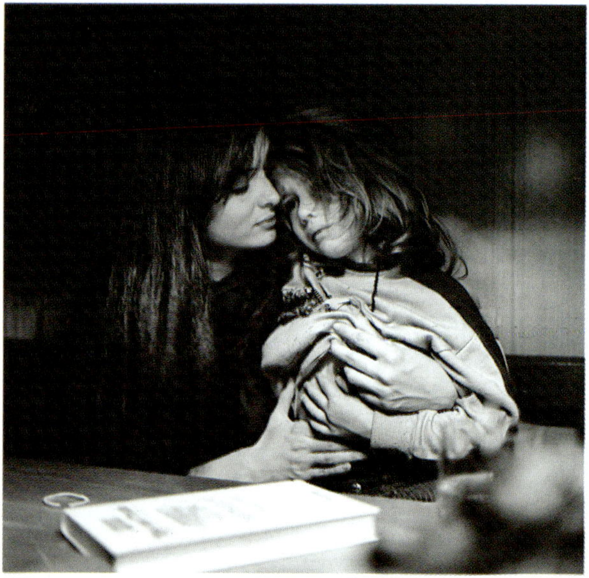

A partir de deux ans et même plus tard, un enfant douloureux répondra souvent par la négative à la question «est-ce-que tu as mal quelque part?». Par contre, si on lui pose cette question en détaillant les parties du corps – «est-ce-que tu as mal au bras? au ventre?...» –, il citera la région douloureuse.

Vers cinq-sept ans, l'enfant peut s'exprimer par la parole ou le dessin avec suffisamment de précision. Il est tout à fait capable de localiser, sur un dessin représentant un enfant («le dessin du bohomme»), la douleur et ses irradiations.

je voudrais que les infirmières ne me fassent plus de piqure.

brèves se traduisent habituellement par des cris, des pleurs, un état d'agitation.

Ce sont les modifications des attitudes, du sommeil, la mesure des réactions végétatives (tension artérielle, fréquence des battements du cœur, sueur au niveau des mains...) qui permettent de mieux repérer et même de quantifier la douleur. Dès le 3e mois, l'enfant peut localiser la zone douloureuse et initier des gestes de retrait. Dès le 4e mois, il est capable de réponses adaptées pour limiter la douleur (attitudes antalgiques) et d'anticiper les actes douloureux. Les enfants hospitalisés subissant des prélèvements sanguins répétés réagissent, pleurent dès qu'on cherche à les immobiliser pour la prise de sang. Entre deux et quatre ans, le langage commence à être acquis, mais l'enfant manque de références,

Certains dessins sont si évocateurs qu'ils permettent parfois d'envisager un diagnostic. Par le dessin, l'enfant peut aussi concrétiser ses craintes, comme celle de la douleur infligée par les piqûres, parfois minimisée ou négligée par les soignants.

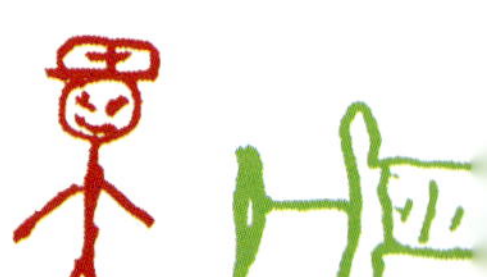

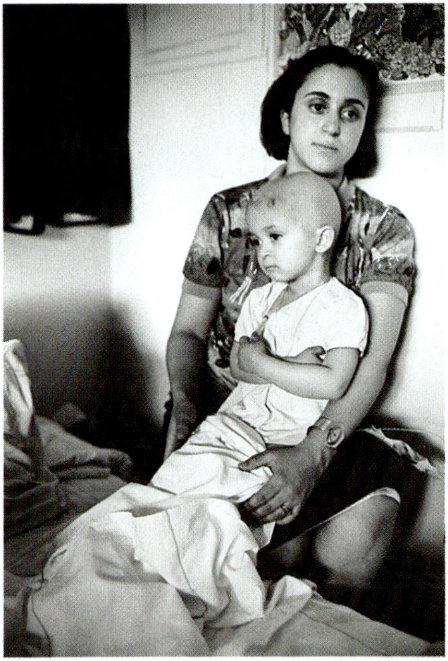

d'expériences antérieures, pour décrire sa douleur. Ceci concerne surtout les douleurs internes dont le caractère anormal n'est pas évident pour l'enfant. Il lui est quasiment impossible de traduire l'intensité de sa douleur.

Si les douleurs provoquées et les douleurs intenses de certaines maladies doivent être traitées, il ne faut pas oublier que la douleur «habituelle» est quotidienne chez l'enfant. Les traumatismes spontanés (chute lors des débuts de la marche) ou provoqués par d'autres (enfants en crèche, punitions...) font partie de la découverte des limites du corps, de celles du possible, de l'apprentissage social. Ces apprentissages et l'expression de la douleur seront bien évidemment différentes en fonction du contexte culturel et familial. A tout âge, l'expression de la douleur se fait en interaction avec les parents. Leur présence ou leur absence est un facteur clé dans l'expression et le vécu d'une douleur pour l'enfant.

Quand la douleur persiste, les enfants ne jouent plus, sont économes de leurs gestes. Immobiles, tristes, ils ne communiquent plus, ne réagissent plus aux sollicitations extérieures. Ces «enfants trop calmes» ont longtemps été pris pour des dépressifs.

La douleur chez la personne âgée

A l'autre extrême de la vie, la perception de la douleur et surtout son expression sont également modifiées. L'expérience médicale nous apprend que, chez les sujets âgés, des affections comme l'infarctus cardiaque, l'ulcère, la péritonite peuvent être indolores. Certains ont supposé que, à l'image de la baisse de la

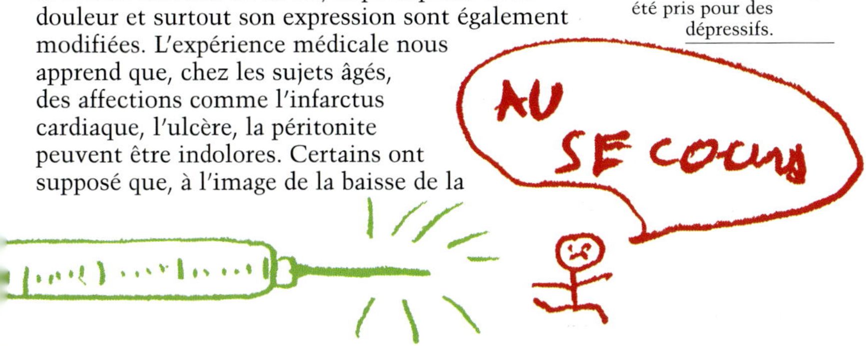

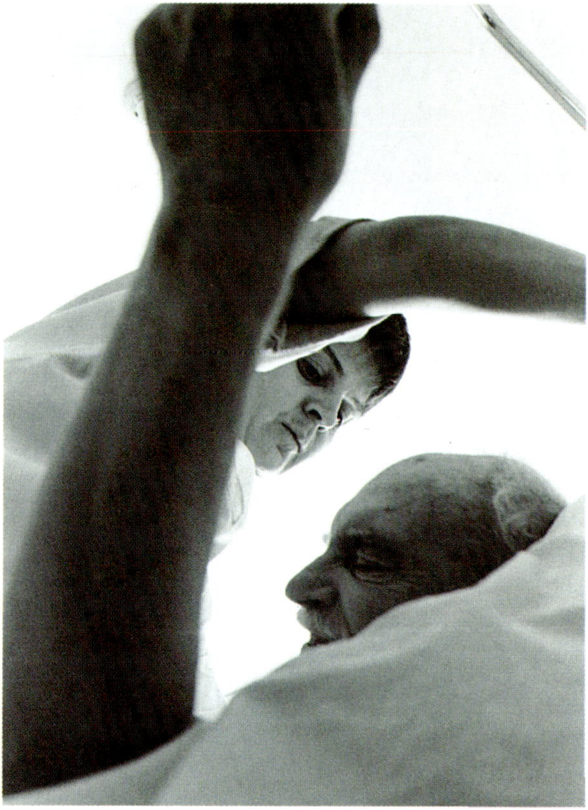

Le vieillissement normal s'accompagne de modifications physiques, cérébrales, psychologiques, sociales qui entraînent une vulnérabilité. On estime que 60 à 70 % des personnes âgées présentent des phénomènes douloureux aigus ou chroniques. Les altérations de la mémoire, de la compréhension, les séquelles d'accidents vasculaires (troubles de la parole...) modifient l'expression de la douleur qui risque d'être sous-estimée. Une étude, réalisée en institution en 1993, montrait que 75 % des patients étaient incapables de décrire de manière précise les douleurs qu'ils ressentaient. Lors de certains soins, seules des mimiques (ci-contre) peuvent en traduire le caractère douloureux. Ci-dessous, *Tête de la Douleur* de Rodin, 1882.

vue et de l'audition avec l'âge, il existerait une modification du seuil de la douleur. Une sorte de «presbytalgie» expliquant qu'après quatre-vingts ans les stimuli douloureux seraient moins perçus. Mais jusqu'ici aucune donnée n'est venue confirmer cette hypothèse.

Même si le système de la nociception fonctionne normalement, les facteurs cognitifs et l'expression de la douleur peuvent être tranformés par l'âge. Ainsi, les personnes atteintes de démences ou de séquelles d'atteinte vasculaire cérébrale («attaques») peuvent avoir effectivement des

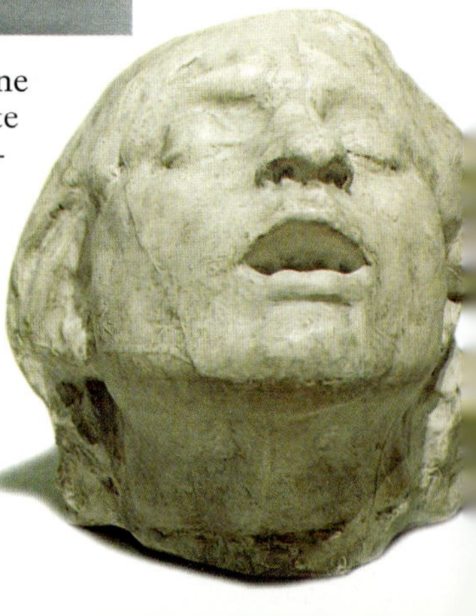

difficultés à exprimer ou à comprendre une douleur qu'elles vivent. Pour les personnes en institutions ou isolées affectivement, la douleur peut être un moyen de communication avec la famille ou le personnel soignant. Il n'est pas exceptionnel qu'une souffrance psychique s'exprime par le biais d'une plainte douloureuse. Dans la grande majorité des cas, la douleur provoque une modification des comportements du sujet. Il pourra s'agir de l'apparition de positions antalgiques, de variations des mimiques habituelles, de troubles du sommeil, d'une diminution des activités motrices, de changements du mode de communication habituel, d'une diminution des activités sociales ou de l'apparition d'un trouble du comportement.

Pour les médecins qui connaissent bien les patients, les modifications des comportements habituels ont une valeur d'alerte. Tous ces changements n'ont pas pour origine la douleur, mais le contexte et l'examen des personnes permettent d'évoquer et même de quantifier la douleur des patients non communiquants et d'établir le diagnostic.

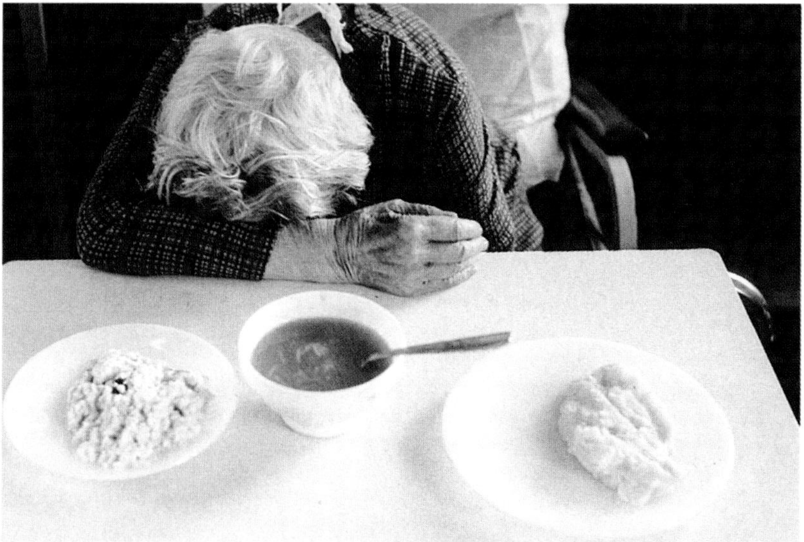

La douleur non maîtrisée de la personne âgée peut avoir des conséquences majeures sur son autonomie ou sa vie. Certaines douleurs aiguës suscitent des états d'agitation ou de confusion mentale. Le patient ne dort plus, ne mange plus, n'a plus conscience de ses limites. Parfois, la douleur n'est pas exprimée, mais on voit apparaître un repli sur soi, un refus de s'alimenter évoquant une dépression. Très vite, le patient perd son autonomie, devient grabataire, présente des escarres, des complications médicales qui peuvent entraîner son décès.

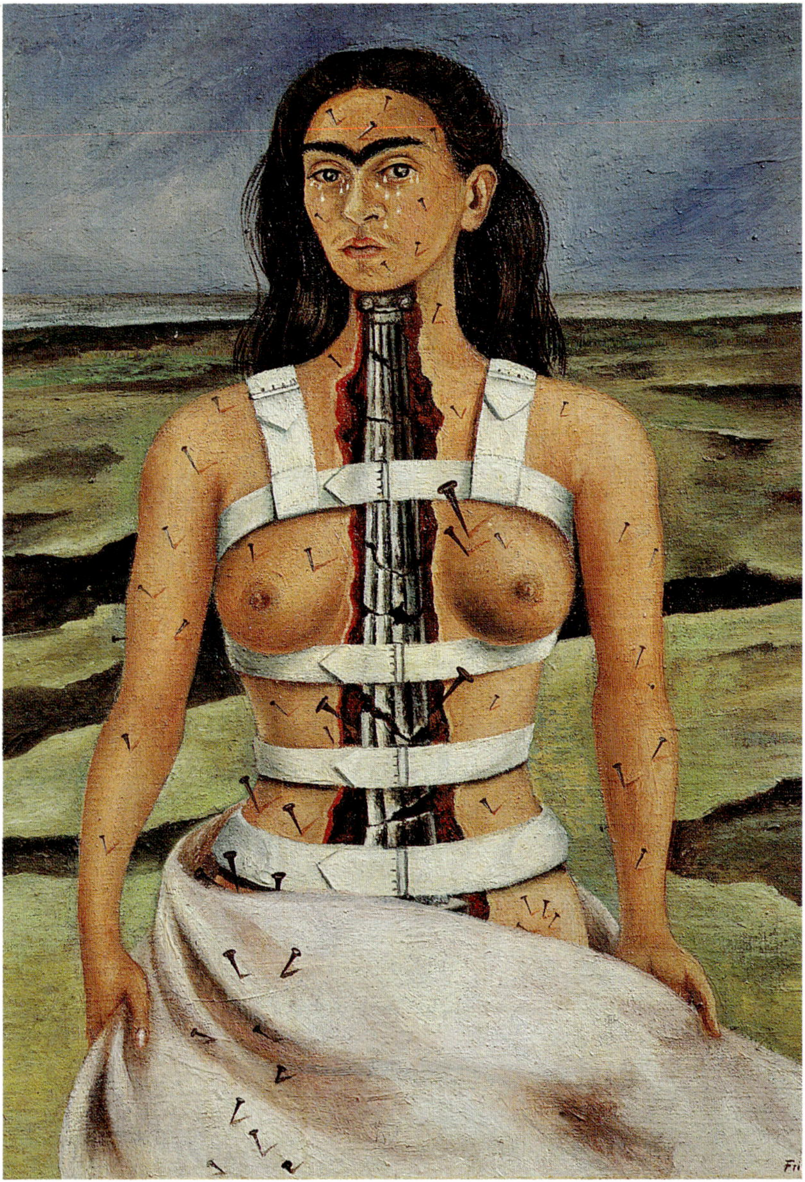

L'ensemble des données scientifiques permet de construire un schéma de la douleur prenant en compte ses causes, les éléments qui en modifient la perception et la manière dont elle est exprimée. En rassemblant les pièces du puzzle de la douleur, en particulier au stade chronique, le médecin peut en saisir toute la complexité, comprendre son patient et poser des hypothèses de diagnostic préalables à tout traitement.

CHAPITRE III
LE PUZZLE DE LA DOULEUR

Si certaines douleurs, comme celle, aiguë, des doigts écrasés (ci-contre), sont faciles à analyser, les douleurs chroniques nécessitent la référence à un modèle qui en intègre toute la complexité. *La Colonne brisée*, un des nombreux tableaux dans lesquels Frida Kahlo a exprimé sa douleur chronique, laisse imaginer la diversité des sensations perçues et l'impact d'une souffrance qui envahit toute la vie de l'artiste.

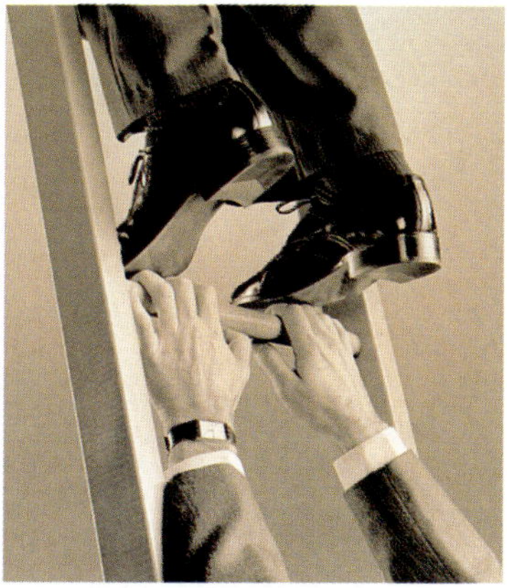

Toute douleur a une cause, première pièce du puzzle, que l'on peut rattacher à un des quatre types de mécanismes générateurs définis par l'Association Internationale pour l'Etude de la Douleur. L'IASP distingue les douleurs par excès de nociception, les douleurs neurogènes, les douleurs idiopathiques et les douleurs psychogènes. Cette classification a un intérêt pratique, car les modalités de prise en charge médicale sont différentes. La deuxième pièce de ce puzzle est la douleur elle-même, dont les composantes sensori-discriminatives, émotionnelles et comportementales sont modulées par les facteurs psychologiques, environnementaux, familiaux, sociaux et culturels, troisième élément de l'assemblage.

En écoutant le patient décrire sa douleur (localisation, horaire, douleur serrant la poitrine, spasmes, coliques...), le médecin peut déjà suspecter une douleur par excès de nociception. La confirmation viendra de l'examen qui, le plus souvent, reproduit la douleur (ci-dessous, jouant la pièce de Jules Romains *Le Docteur Knock*, Louis Jouvet examine une patiente).

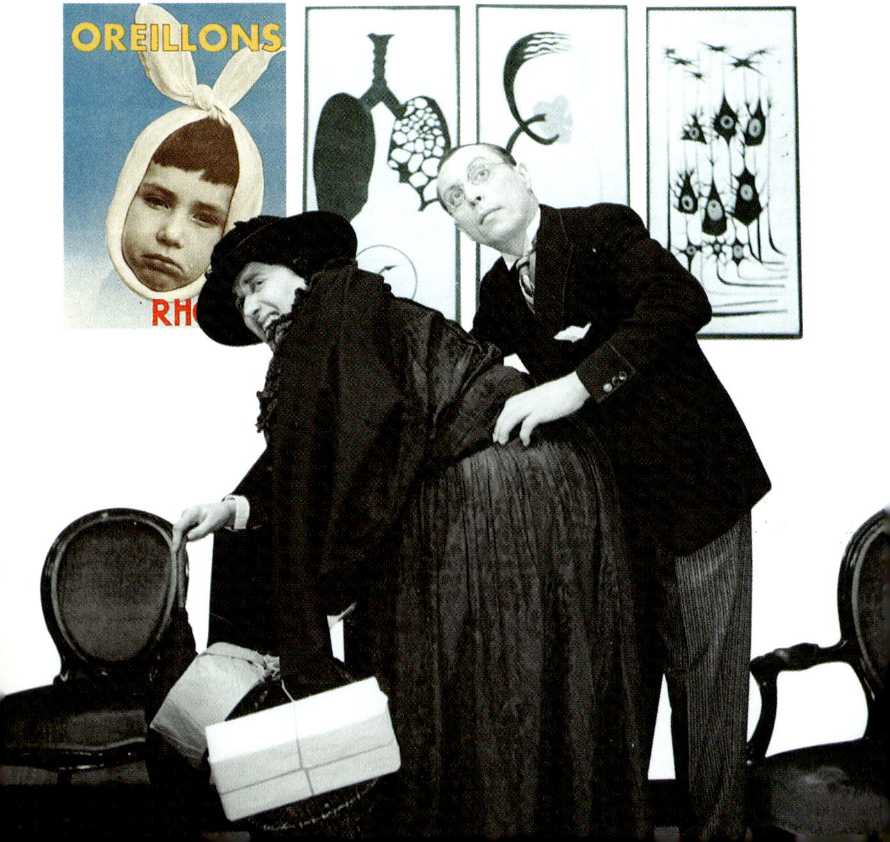

Les douleurs par excès de nociception sont les plus fréquentes

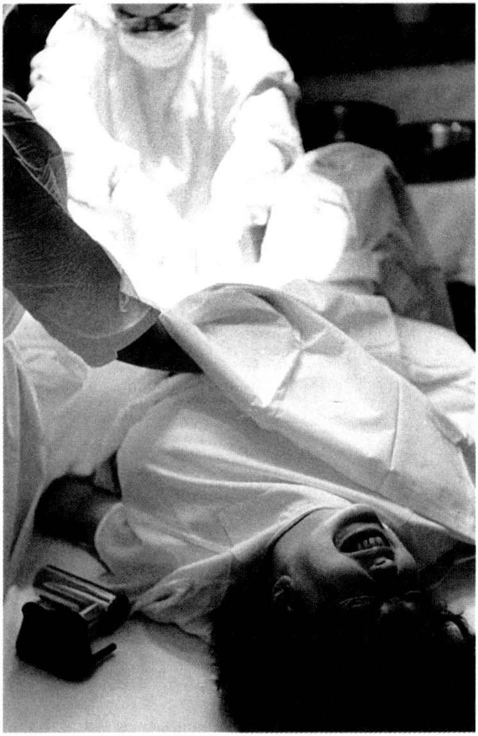

Ce mécanisme correspond aux douleurs «habituelles» liées aux contusions, traumatismes, fractures, infections ou inflammations. On distingue classiquement les douleurs mécaniques (fractures, arthrose...) et les douleurs inflammatoires (appendicite, abcès dentaire...). L'atteinte, la lésion de l'organisme provoquent un afflux d'informations nociceptives qui déséquilibrent le système en faveur de l'ouverture de la porte, entraînant la transmission d'influx douloureux.

Au stade aigu, et pour ce type de douleur, la recherche d'une cause est primordiale afin de ne pas méconnaître un problème potentiellement grave. Les examens aident à rechercher une cause pouvant expliquer la douleur, mais en aucun cas ils ne permettent de la voir ou de statuer sur sa réalité. Sur le plan thérapeutique, le médecin peut agir sur la cause (chaque fois que c'est possible) ou limiter la diffusion des messages douloureux par les médicaments antalgiques ou certaines techniques d'anesthésie loco-régionales.

La douleur liée à l'accouchement est un exemple de douleur nociceptive limitée dans le temps. Généralement intense (largement au-dessus des douleurs de fracture), elle a été longtemps acceptée avec fatalité («Tu enfanteras dans la douleur»). Pour les femmes qui le désirent, on peut la contrôler par des moyens non médicamenteux (technique d'accouchement sans douleur, d'efficacité réelle mais limitée) ou par analgésie péridurale.

Les douleurs neurogènes ou neuropathiques peuvent s'expliquer par des lésions du système nerveux, au niveau central ou en périphérie

Les mécanismes qui sous-tendent ces douleurs très particulières ne sont pas parfaitement élucidés; ils sont de deux ordres et, en général, associés. Il peut y avoir un «emballement» du système nerveux générant un influx nociceptif spontané, sans qu'il y ait lésion de l'organisme. Il peut également exister un défaut de contrôle inhibiteur des fibres sensorielles périphériques ou des contrôles inhibiteurs descendants. Dans ces cas, ce sont les mécanismes de «fermeture de la porte» qui font défaut.

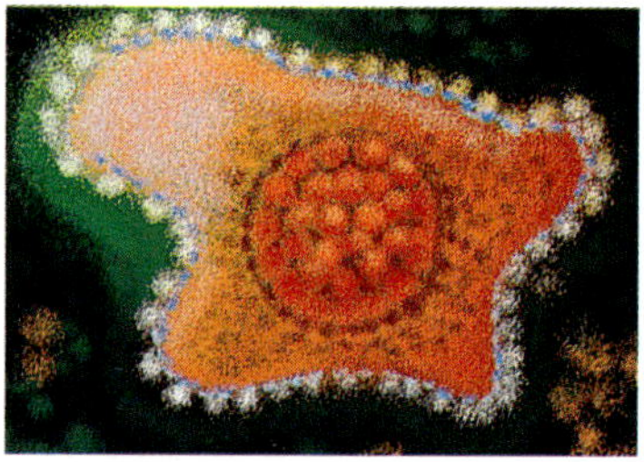

La douleur neurogène est assez déroutante pour le patient comme pour le médecin. Elle se manifeste communément par des sensations de brûlure, de fourmillement douloureux, de décharge électrique. L'effleurement ou le frottement peuvent provoquer des phénomènes douloureux, rendant difficile le port des vêtements. Le diagnostic est confirmé quand la localisation de la douleur correspond au territoire d'une structure nerveuse (nerf, racine...) et que, dans ce même territoire, des troubles de la perception y sont associés. Les examens électrophysiologiques pratiqués pour essayer de comprendre ces douleurs sont parfois normaux. Les examens d'imagerie (IRM, scanner...) visualisent certaines lésions, mais ne permettent pas d'affirmer ou d'infirmer l'existence d'une douleur neurogène.

Cependant, la grande majorité des individus

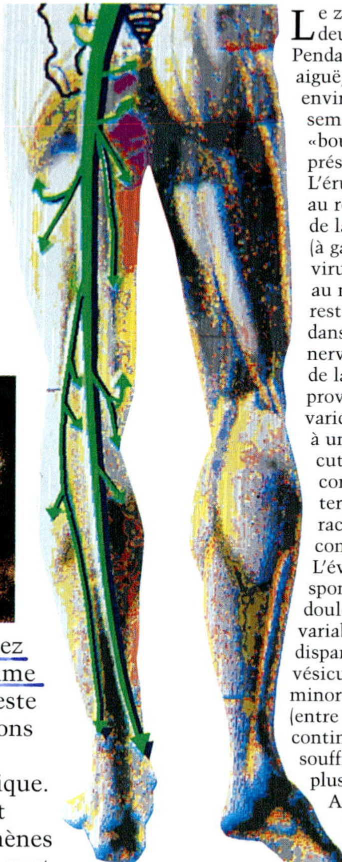

Le zona présente deux phases. Pendant la phase aiguë, qui dure environ trois semaines, les «boutons» sont présents. L'éruption due au réveil du virus de la varicelle (à gauche, un virus agrandi au microscope), resté quiescent dans des racines nerveuses près de la moelle, provoque une varicelle localisée à une bande cutanée qui correspond au territoire de la racine nerveuse concernée. L'évolution spontanée de la douleur est très variable. A la disparition des vésicules, une minorité de patients (entre 1/10 et 1/3) continueront à souffrir pendant plus de trois mois. Après un an, 20 % seront toujours douloureux. L'utilisation de traitements antiviraux à la phase éruptive limite le risque de douleur persistante, mais ne protège pas tous les malades. Cette douleur est de mécanisme neurogène, modulée ou amplifiée par des facteurs psychologiques et environnementaux.

présentant des lésions du système nerveux ne développeront pas ces douleurs, qui sont habituellement des séquelles, évoluant indépendamment de la lésion initiale. La douleur persistante du zona est la douleur neurogène type. L'éruption de vésicules est souvent accompagnée de brûlures intenses correspondant à l'agression du nerf par le virus. Quand les vésicules disparaissent, le virus n'est plus actif. Mais des patients présenteront une douleur chronique consécutive à la lésion nerveuse. Le zona (en allemand, «feu de l'enfer») survient plus volontiers chez les personnes âgées et les patients dont l'immunité est diminuée par des médicaments (greffés...) ou par une maladie (leucémie, HIV).

Le système nerveux est capable de se réparer, mais seulement de façon incomplète. Fort heureusement, ces douleurs peuvent disparaître, en l'absence de tout traitement, parfois après des années. Mais il est aujourd'hui impossible d'en prédire la durée d'évolution ou de déterminer, parmi les patients, ceux qui souffriront de douleurs persistantes.

La douleur peut persister, une fois la cause de la lésion du nerf traitée. Ainsi, une racine sciatique, comprimée pendant plusieurs mois, peut donner naissance à une douleur neuropathique qui persistera après une chirurgie, à cause de la compression au niveau de la racine (à gauche, une représentation du nerf sciatique).

Le traumatisme du système nerveux peut être minime, comme la section des petits nerfs de la peau lors d'une incision chirurgicale (douleur de cicatrices). Mais la créature pleine de cicatrices (ci-dessous), créée par le docteur Frankenstein, a dû souffrir de mille douleurs neurogènes!

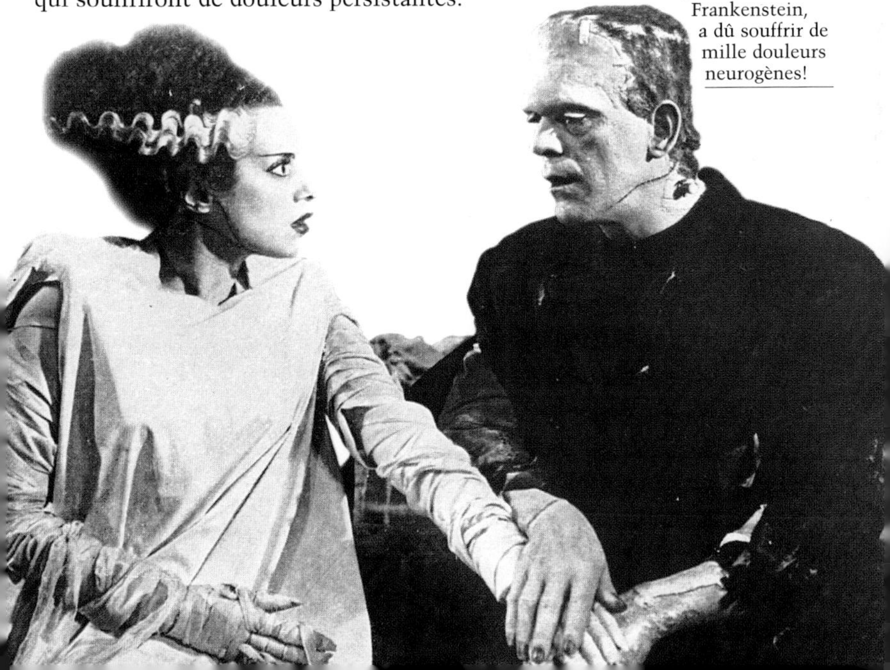

Les douleurs idiopathiques : nombreuses et identifiées, mais médicalement inexpliquées

Un grand nombre de maladies ou de symptômes sont bien identifiés en médecine. On connaît leurs caractéristiques, on sait parfaitement les décrire, on leur a donné un nom, mais leur cause reste mystérieuse. Ce sont les syndromes douloureux idiopathiques ou médicalement inexpliqués.

Le plus célèbre, dont personne ne peut nier la réalité, est la maladie migraineuse qui concerne 5 à 6 millions de personnes en France. Si les idées sont assez précises sur le mécanisme et le déroulement d'une crise, on se sait pas pourquoi un individu est migraineux. Aucun examen réalisé en dehors de la crise ne permet de différencier un migraineux d'un non-migraineux. Il existe des facteurs déclenchants, très variables selon les individus : certains aliments, le fait de sauter un repas, le manque de sommeil, les facteurs de stress… Chez la femme, le rythme hormonal joue un rôle important. Mais il est très difficile de relier la présence des troubles vasculaires au cours d'une crise de migraine et le fait que, chez certaines personnes, la consommation de champagne ou de chocolat déclenche quasi systématiquement une crise.

Les pathologies qui relèvent de ces douleurs inexpliquées sont nombreuses : lombalgie commune,

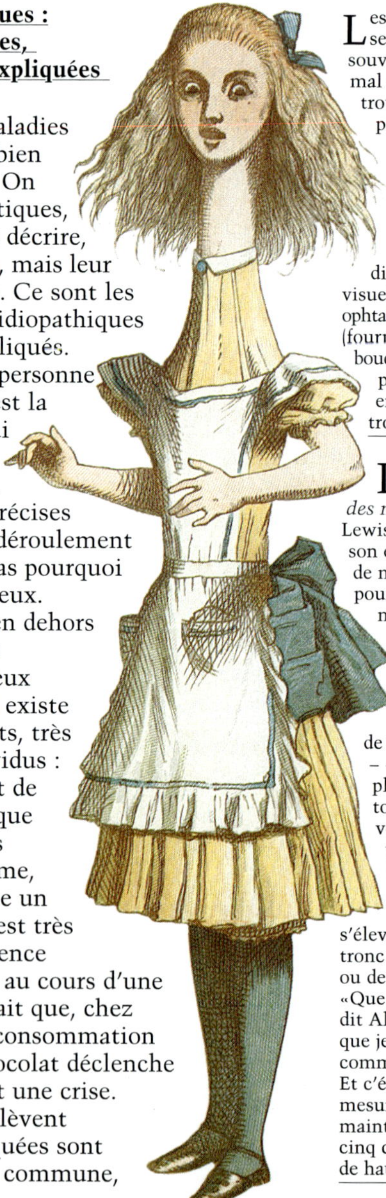

Les crises de migraine se traduisent souvent par un violent mal de tête avec des troubles digestifs; parfois elles sont «accompagnées» de troubles neurologiques. Ces migraines avec «aura» peuvent être de différentes natures : visuelles (migraines ophtalmiques), sensitives (fourmillements vers la bouche, les extrémités), psychiques ou entraîner des troubles du langage.

Dans *Alice au pays des merveilles,* Lewis Carroll utilise son expérience de migraineux pour décrire la modification de la perception du corps vécue par son héroïne. Alice a l'impression de s'allonger – «Elle ne trouvait plus ses épaules : tout ce qu'elle put voir en baissant les yeux fut un cou d'une hauteur invraisemblable qui semblait s'élever comme un tronc (ci-contre)» – ou de rapetisser : «Que c'est curieux, dit Alice, je crois que je rentre en moi comme un télescope! Et c'était vrai; elle mesurait à peine, maintenant, vingt-cinq centimètres de haut.»

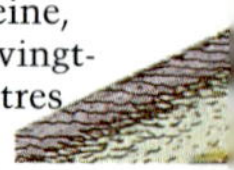

névralgies faciales, colopathies fonctionnelles, fibromyalgies… La recherche d'une cause médicale épuise les malades et finit par lasser les médecins. L'organe, ou la région de l'organisme, qui souffre, semble tout à fait normal au vu des examens dont on dispose. Ainsi, dans les colopathies fonctionnelles, le tube digestif paraît normal (ce qui est assez rassurant), pourtant il est source de douleur quand il fonctionne. On commence à penser que ces patients ont vraisemblablement un seuil abaissé, c'est-à-dire une plus grande sensibilité, à la perception de la distension de l'intestin. Les études à venir aideront peut être à mieux classer ces maladies pour l'instant non expliquées.

La migraine, décrite depuis l'Antiquité, survient à intervalles variables. La durée spontanée d'une crise est de quatre heures à trois jours. Sa sévérité tient à l'intensité, mais surtout à la fréquence des crises. Entre celles-ci, il n'existe aucun symptôme. La grande majorité des migraineux s'ignorent ou ne consulteront jamais, en raison du peu de crises qu'ils connaîtront. Seuls 20 % ont au moins une crise par semaine. La migraine peut débuter dans l'enfance, où elle est souvent méconnue et mal prise en charge. Les premières crises surviennent plutôt au cours de la puberté. Ici, une caricature du XIXe siècle, où la migraine est représentée par des diables torturant la tête d'un individu avec toutes sortes d'instruments.

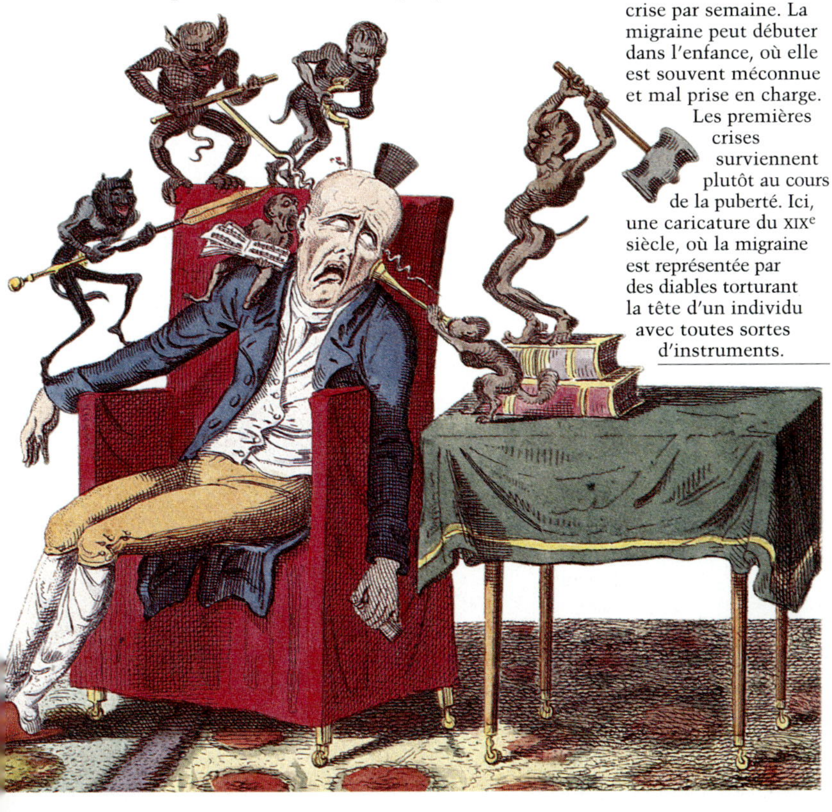

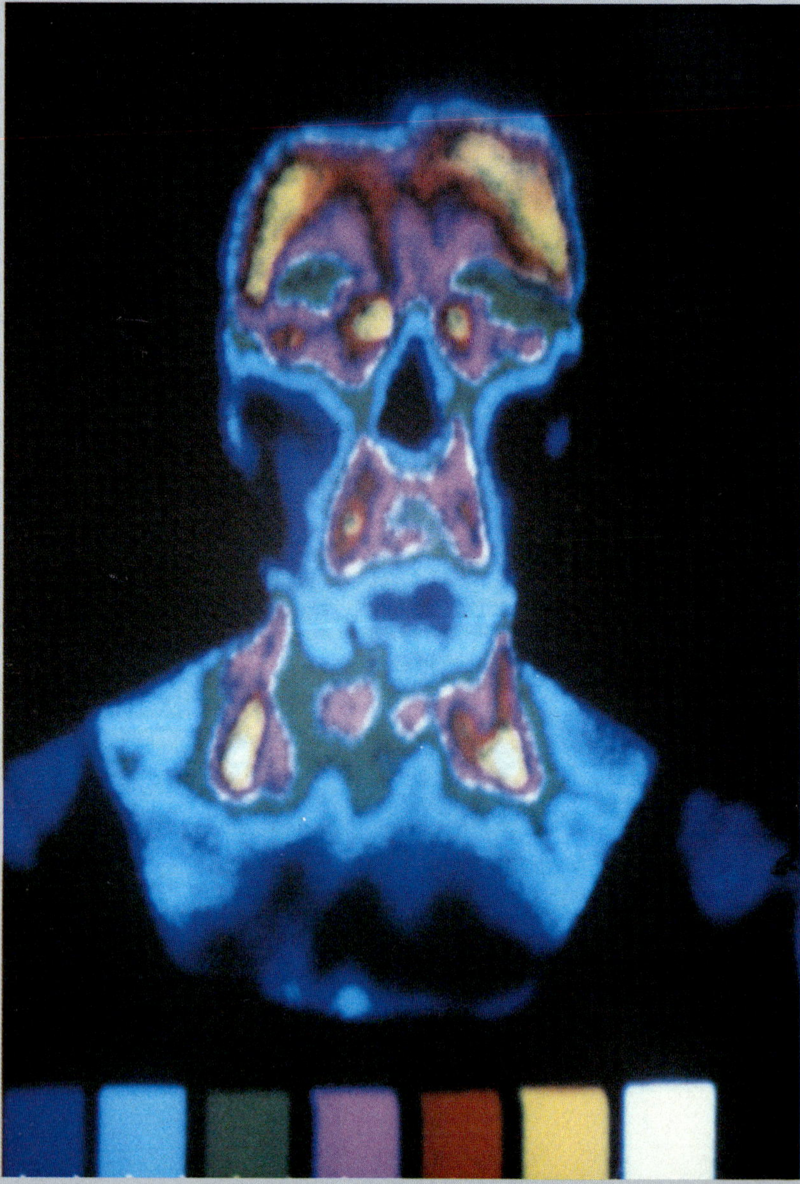

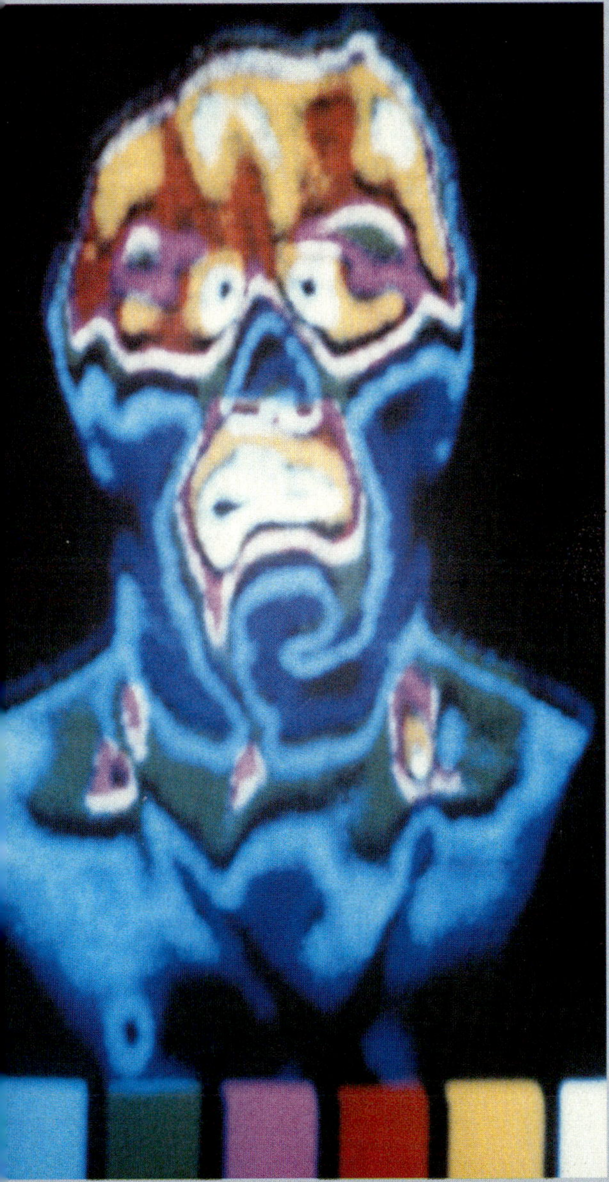

Les attaques de migraine se caractérisent par des modifications du débit sanguin de vaisseaux cérébraux et de vaisseaux situés à l'extérieur du crâne, que l'on visualise par thermographie (page de gauche, avant la crise; ci-contre, pendant la crise, les régions où les vaisseaux sont dilatés apparaissent en jaune). Le diagnostic de migraine correspond à des critères précis définis en 1990 par la Société internationale des céphalées (IHS). Dans la grande majorité des cas, l'entretien et l'examen suffisent pour établir le diagnostic et rassurer. Le recours à l'imagerie (scanner, IRM) pour rechercher une autre cause ne se justifie que si le tableau n'est pas typique d'une migraine ou d'une autre céphalée définie par l'IHS.

« Il y a des instants où mon corps s'illumine... C'est très curieux. J'y vois tout à coup en moi... je distingue les profondeurs des couches de ma chair; et je sens des zones de douleur, des anneaux, des pôles, des aigrettes de douleur. Voyez-vous ces figures vives? cette géométrie de ma souffrance? Il y a de ces éclairs qui ressemblent tout à fait à des idées. »

Paul Valéry,
Monsieur Teste, 1925

Dans la douleur psychogène, il n'existe aucune lésion de l'organisme, mais pour le patient la sensation douloureuse est bien réelle

Des pathologies psychiatriques se traduisent par la perception d'une douleur. Il ne faut toutefois pas confondre l'existence de facteurs psychologiques venant modifier la perception de la douleur et les douleurs psychogènes.

Les diagnostics des douleurs psychogènes sont difficiles à porter, et il existe des cadres bien définis pour les évoquer. Il est important de remarquer que le diagnostic est d'ordre psychiatrique et que ce n'est pas l'absence d'anomalie sur les examens ou l'absence de traces de lésion qui autorisent cette conclusion. Dans de rares cas, les douleurs psychogènes sont reliées à des maladies psychiatriques graves.

La relation entre dépression et douleur est complexe à analyser. Pour schématiser, trois situations se retrouvent. Certains patients sont déprimés car ils souffrent. D'autres souffrent et sont déprimés, et dans ce cas, douleur et dépression peuvent agir en miroir ou en cercle vicieux, chacune renforçant l'autre. Pour d'autres enfin, la dépression ne s'exprime que par la douleur, c'est la dépression masquée. La prise en charge des patients souffrant de douleur psychogène est souvent difficile, l'obstacle majeur étant le refus du malade d'admettre ce diagnostic, ce qui l'empêche d'accéder aux aides thérapeutiques adaptées à son problème.

Douleur aiguë, douleur chronique : de la «douleur symptôme» à la «douleur maladie»

Les douleurs aiguës correspondent à une douleur-signal. Dans ce contexte, ce sont surtout les mécanismes générateurs qui sont prépondérants. Les conséquences émotionnelles, l'anxiété sont réactionnelles. En général, il s'agit de douleurs par excès de nociception qui vont disparaître avec le traitement de la lésion. Parfois les douleurs persistent et, après trois à six mois, on parle de douleur chronique.

L'entretien avec le psychiatre est une étape souvent mal vécue par le douloureux chronique. Le rôle de ce médecin, dans l'évaluation pluridisciplinaire, est surtout de diagnostiquer une possible dépression, d'analyser les facteurs psychologiques d'entretien de la douleur. Ci-dessous, *Douleur* d'Anne-Elise Decré, 1998.

Mais la douleur chronique n'est pas seulement une douleur brève qui dure. Sa persistance entraîne des conséquences physiques, psychologiques et comportementales qui vont l'entretenir et la renforcer. On passe de la «douleur symptôme» – signal d'une lésion de l'organisme – à la «douleur maladie», qui continue à évoluer pour son propre compte y compris quand la lésion initiale a disparu. Le rôle des conséquences, des facteurs d'entretien peut devenir plus important que celui des mécanismes générateurs. Ici, on doit changer de modèle de référence. La recherche à tout prix d'une cause expliquant la douleur est rapidement épuisante et dangereuse pour le malade. Elle risque de conduire à des prises en charge aberrantes, comme à des chirurgies inutiles risquant d'aggraver l'état des

“La souffrance physique, à tous ses degrés, est une impossibilité de se détacher un moment de l'existence. [...] Il y a, dans la souffrance, une absence de tout refuge. Elle est faite de l'impossibilité de fuir ou de reculer. Toute l'acuité de la souffrance est dans cette impossibilité de recul.”

Emmanuel Lévinas, *Le Temps et l'Autre*, 1989

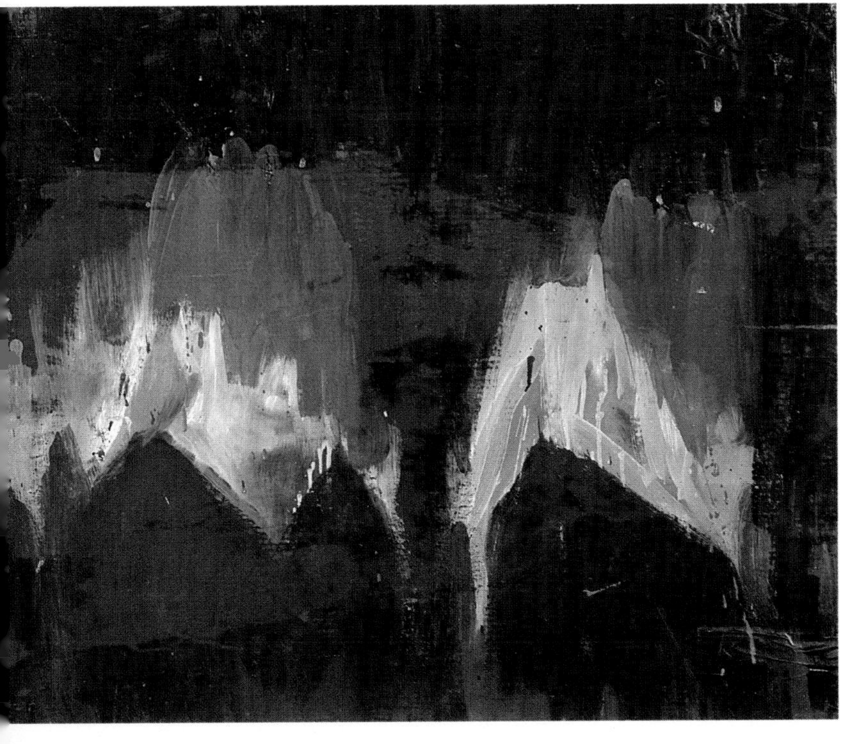

patients. Dans le cadre d'une douleur rebelle persistante, toutes les composantes (biologiques, psychologiques, comportementales, sociales) doivent être prises en compte dans le diagnostic et le traitement.

La lombalgie commune, ou «mal de dos», touche chaque jour un grand nombre de personnes. L'épisode dure quelques jours, quelques semaines et finit par guérir. Pour certains, la douleur persiste; ils rentrent dans la douleur chronique. Les examens ne montrent pas d'anomalies. Ils souffrent de lombalgie commune : sans lésions, ni maladie inflammatoire, ni cancer. Grâce à une analyse détaillée, on retrouve parfois une insuffisance discale, une douleur musculaire ou une douleur de ligaments participant aux symptômes. Mais ce sont surtout les facteurs d'entretien qui justifient que ces patients ressentent plus de douleur qu'ils ne devraient.

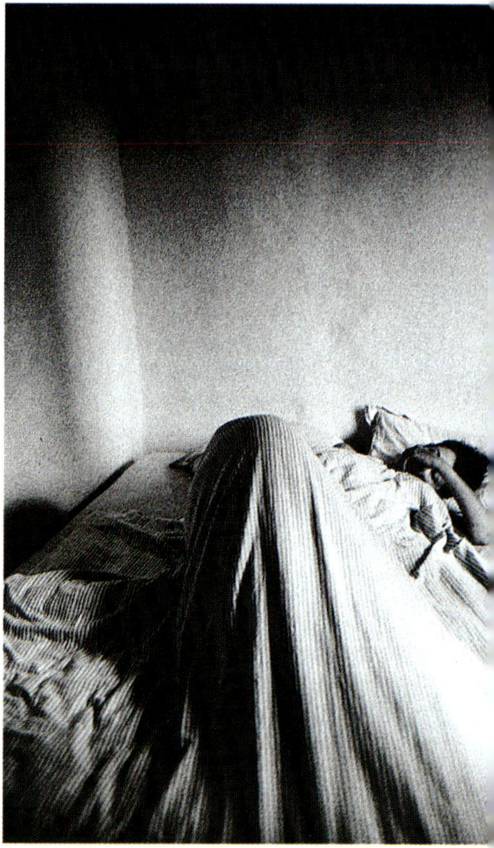

Dans la lombalgie commune, on retrouve le tableau des cercles vicieux de la douleur : inactivité, focalisation, protection excessive ou rejet, stress, attente de médicament ou de chirurgie miracle, dépression... Il est souvent aggravé par des difficultés sociales : licenciement, crainte de l'avenir, expertises et contre-expertises...

Les cercles vicieux de la douleur chronique

La persistance de la douleur s'accompagne parfois de contractions musculaires réflexes. Le muscle contracté devient alors le siège d'une nouvelle douleur, qui favorise à son tour une nouvelle contraction... Les tensions musculaires peuvent être majorées par des facteurs psychologiques (les facteurs de stress) : on se sent «tendu».

Les patients tombent souvent dans le piège de l'inactivité. Au début, le repos soulage et, assez rapidement, l'arrêt des activités physiques devient le seul moyen utilisé en attendant que la douleur disparaisse. Il apparaît assez rapidement un déconditionnement physique, comme lors d'une longue interruption d'activité sportive. Il faudra du temps pour que l'organisme arrive à produire à nouveau des efforts soutenus. Pour les douloureux, la situation est similaire, mais ici ce sont souvent les efforts modestes de la vie courante qui deviennent impossibles. Le patient se voit alors conforté dans l'idée que le repos, l'inactivité sont une solution...

Il est difficile de détacher son attention d'une douleur qui dure. Les patients sont souvent fixés dessus, à l'écoute de leur douleur. Cette situation peut aboutir à l'abandon des activités professionnelles ou des loisirs. La vie entière s'organise autour de la douleur, ce qui contribue à l'entretenir. La douleur qui persiste peut faire croire à la personne qui souffre que son cas est grave puisque rien ne la soulage. L'appréhension, la crainte de l'avenir, les fausses idées sur la nature de la douleur entretiennent aussi la douleur.

La souffrance persistante peut s'accompagner de signes de «démoralisation» ou de dépression : manque d'énergie, perte d'intérêt pour la vie, tristesse, manque d'estime de soi. Ces phénomènes peuvent être méconnus ou déniés par le médecin. Il faut agir, car cet état empêche de faire face, de trouver l'énergie pour lutter.

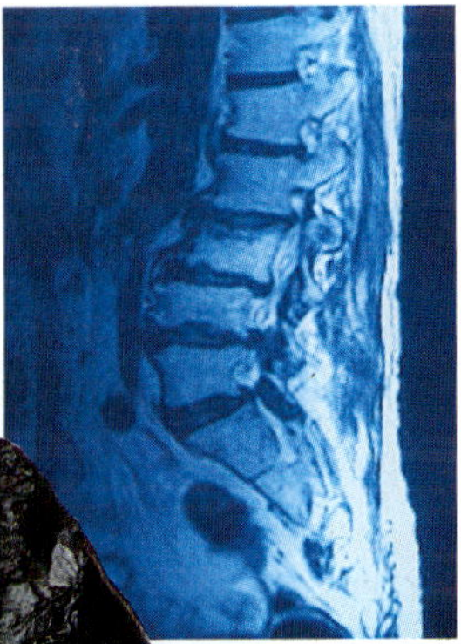

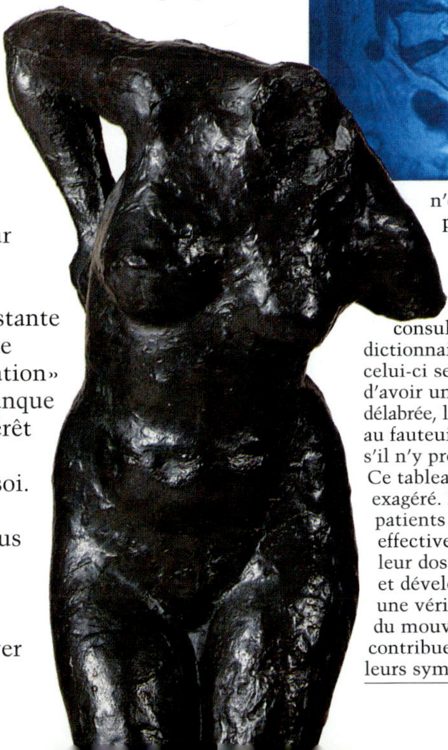

Dans les radios ou scanners des vertèbres lombaires, il n'est pas rare de rencontrer les termes de protrusion, tassement (ci-dessous en IRM), dégénérescence, insuffisance discale, conflit radiculaire. Dans la lombalgie commune, il s'agit le plus souvent d'anomalies minimes, n'expliquant pas la douleur présentée par le patient. Cependant, après avoir consulté un dictionnaire médical, celui-ci sera convaincu d'avoir une colonne délabrée, le condamnant au fauteuil roulant s'il n'y prend pas garde. Ce tableau n'est pas exagéré. De nombreux patients craignent effectivement que leur dos ne se brise, et développent une véritable peur du mouvement qui contribue à aggraver leurs symptômes.

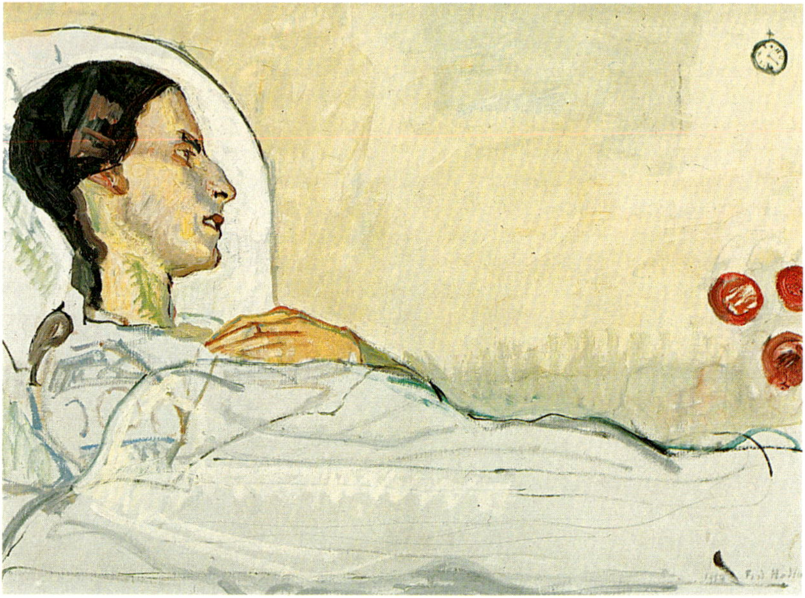

Un sommeil insuffisant ou de mauvaise qualité contribue à entretenir une douleur. De manière expérimentale, la privation de sommeil peut causer à elle seule des courbatures ou des maux de tête. Le stress (dû à des situations très variables : difficultés relationnelles, professionnelles, événements pénibles de la vie) est également un facteur d'amplification et d'entretien de la douleur.

En matière de douleur chronique, on distingue les douleurs liées au cancer et les autres

La douleur est une complication majeure du cancer. En 1990, l'Organisation mondiale de la santé (OMS) estimait que 4 millions de personnes souffraient de douleurs liées au cancer. Les phénomènes douloureux peuvent être de courte durée ou chroniques. La cause la plus fréquente est le cancer lui-même, mais, dans un cas sur cinq, il s'agit de la conséquence des traitements du cancer ou d'une douleur «bénigne» n'ayant aucun rapport avec la maladie ou son traitement.

Tous cancers confondus, on admet classiquement que 50 % des patients sont douloureux. Lors de la phase terminale, ils sont 80 %. Ces chiffres expliquent que la lutte contre la douleur du cancer soit considérée, par l'Organisation mondiale de la santé, comme un objectif prioritaire de santé publique. Pour la majorité des malades sachant qu'ils ont un cancer, l'amalgame douleur-maladie majore l'impact de ces douleurs. Ci-dessus, *Valentine souffrante*, représentée en 1914.par son mari le peintre Ferdinand Hodler.

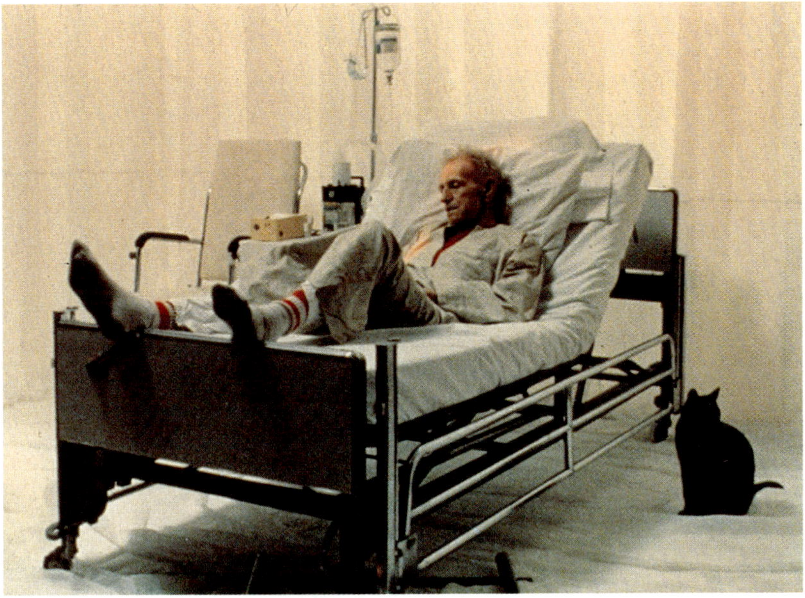

La douleur peut être présente à tous les stades de la maladie, y compris lors du diagnostic. Les mécanismes générateurs sont le plus souvent nociceptifs, mais l'association à une douleur neurogène est courante. Le retentissement psychologique et l'impact sur le malade de ces douleurs n'est pas à négliger. Pour les patients, la douleur est souvent le «signal du cancer» et sa récidive est interprétée comme une rechute. Avec les moyens diagnostics actuels, la recherche de la cause, c'est-à-dire la relation éventuelle avec la maladie cancéreuse, est souvent aisée. Devant une nouvelle douleur, il est très important de répondre à cette question, pour le patient et pour déterminer le traitement. Pourtant, 20 % des patients douloureux ne le signalent pas spontanément : peur de l'annonce de mauvaises nouvelles, peur d'examens invasifs (fibroscopies, ponctions, biopsies), peur de détourner le médecin du traitement du cancer, peur d'avoir à prendre de la morphine, peur de déranger…

En combinant moyens spécifiques et médicaments à visée antalgique, les douleurs du cancer peuvent être contrôlées, offrant une qualité de vie acceptable dans la dignité. L'OMS a édicté, en 1987, des recommandations simples qui permettent d'être efficaces dans plus de 80 % des cas sans effets secondaires. Ces résultats sont loin d'être obtenus en France, surtout en raison des carences d'évaluation et de la méconnaissance des produits. Ci-dessus, le réalisateur Nicholas Ray, malade du cancer, dans une scène de *Lightning over Water,* film que lui a consacré Wim Wenders en 1980.

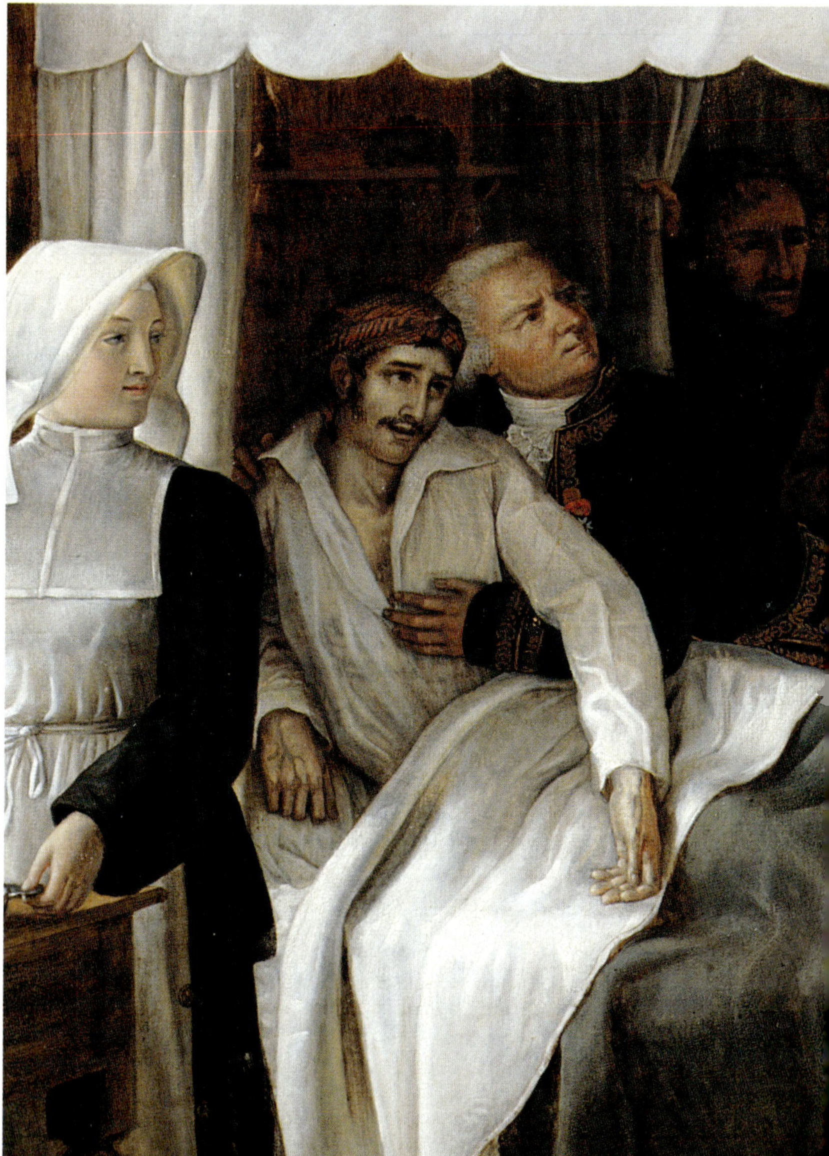

Une évaluation systématique et rigoureuse du malade et de sa douleur est le préalable indispensable à la mise en route de tout programme thérapeutique rationnel, dans la mesure où il n'existe pas de remède miracle et universel à la douleur. Au stade chronique, le traitement associe le plus souvent plusieurs modalités thérapeutiques et nécessite une participation active du malade.

CHAPITRE IV
ÉVALUER ET TRAITER LA DOULEUR

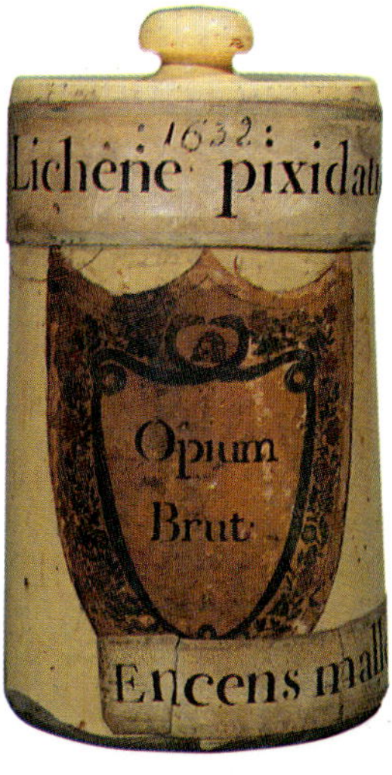

Ecouter, compatir aux souffrances d'un patient fait partie du rôle du médecin. Mais c'est l'évaluation précise de sa douleur qui va déboucher sur des projets thérapeutiques concrets. Les progrès récents sont dus à une meilleure connaissance de la douleur et à une utilisation optimale de produits anciens comme les opiacés (ci-contre).

Dans les douleurs aiguës, identifier la cause est essentiel, mais quantifier la douleur l'est tout autant. Dans la douleur chronique, du fait de son caractère complexe et multidimensionnel, omettre l'étape initiale de l'évaluation conduit le plus souvent à l'échec. Le schéma du «puzzle de la douleur» aide le patient à comprendre la nature de son problème et le médecin à en faire l'analyse systématique. La détermination de l'importance des facteurs biologiques (mécanismes générateurs), psychologiques (analyse de la composante émotionnelle et des facteurs psychologique de modulation) et sociaux (analyse des relations avec l'entourage, facteurs sociaux d'entretien de la douleur) est fondamentale avant tout traitement.

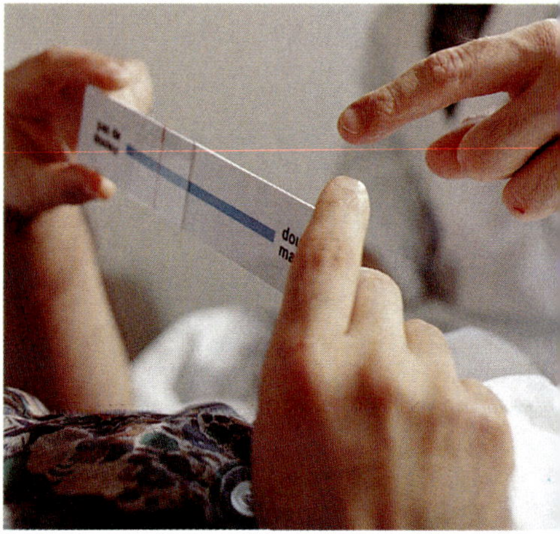

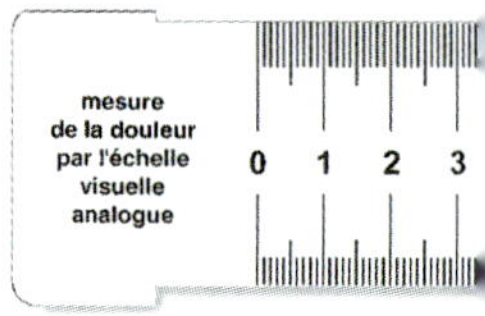

La plus connue des échelles de mesure de la douleur est l'Echelle Visuelle Analogique (EVA). D'un côté, le patient traduit l'intensité de sa douleur en déplaçant un curseur entre les deux extrémités d'une ligne (en haut et page de droite). Côté soignant (ci-dessus), la position du curseur correspond à un chiffre (de 0 à 10) qui permet une cotation simple.

La mesure de la douleur et l'importance d'une prise en charge globale du patient

La douleur, phénomène subjectif, ne peut pas se mesurer comme la pression artérielle ou la température. Grâce à des techniques récentes (scanner par émission de positron, IRM fonctionnelle), utilisées en recherche, on visualise les régions du cerveau mises en activité quand une douleur est provoquée, mais sans voir la douleur au sens strict. Le malade en est finalement le meilleur juge, c'est pourquoi l'on a développé plusieurs échelles et questionnaires afin qu'il communique mieux avec les soignants. Ces méthodes d'évaluation ont été contrôlées scientifiquement. On a vérifié que ces instruments mesurent bien ce qu'ils sont censés mesurer, qu'un individu placé dans les mêmes conditions donne une réponse identique et

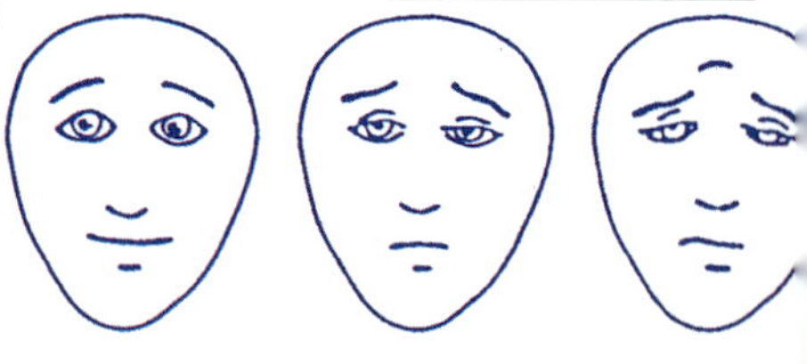

qu'ils rendent compte des variations de la douleur. Ces échelles mesurent une ou plusieurs caractéristiques de la douleur : intensité, mots pour la décrire, croyances et interprétations à son sujet et sur les médicaments, retentissement au quotidien. L'anxiété et la dépression associées sont également évaluables. Parfois la douleur ne peut pas être exprimée par le sujet (enfant en bas âge, vieillard); on utilise alors des échelles qui quantifient la douleur à partir de l'observation du sujet.

Il existe aujourd'hui de nombreux moyens pour traiter ou soulager la douleur, efficaces quand ils sont employés à bon escient. Les médicaments sont d'une aide précieuse mais, dans la douleur chronique non cancéreuse, leur efficacité est souvent partielle. C'est souvent l'association de différents moyens, la prise en charge globale, qui donnera les résultats les plus satisfaisants. Le choix des traitements dépend de la nature de la douleur et des facteurs d'entretien éventuels. Les effets ne sont pas forcément immédiats. Et il est impossible d'affirmer que tous les douloureux pourront être traités efficacement. Les patients qui attendent le remède miracle sont le plus souvent déçus.

Un phénomène mystérieux, mais réel : l'effet placebo

Une substance inerte sans aucun effet (eau salée, eau sucrée) peut provoquer une réaction de l'organisme, comme un véritable médicament. L'effet placebo

L'Echelle Visuelle Analogique est une sorte de thermomètre de la douleur, simple et rapide à utiliser, avec lequel on suit l'évolution de l'intensité douloureuse des personnes sur un ou plusieurs jours. Elle est utilisable chez l'enfant à partir de cinq-sept ans. Pour l'enfant, on propose, en alternative, l'échelle des visages douloureux (en bas) parmi lesquels le jeune patient sélectionne le visage correspondant le mieux à l'intensité de sa douleur. Certains médecins reprochent aux instruments de mesure de la douleur d'être peu scientifiques et de trop tenir compte de l'avis du malade. Mais il ne faut pourtant pas perdre de vue que la demande du patient concerne ce qu'il ressent et non pas ce que le médecin imagine qu'il devrait ressentir...

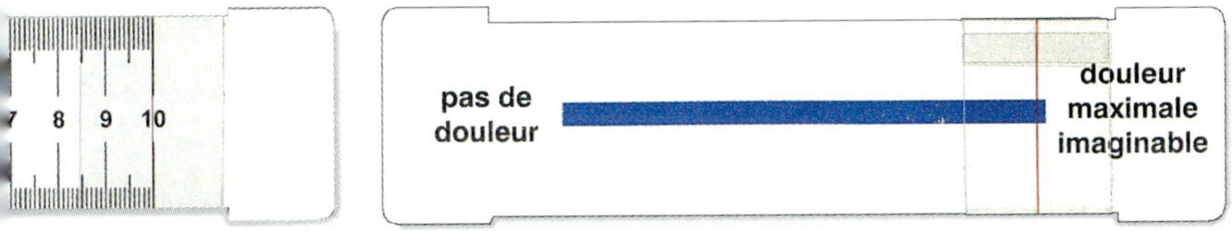

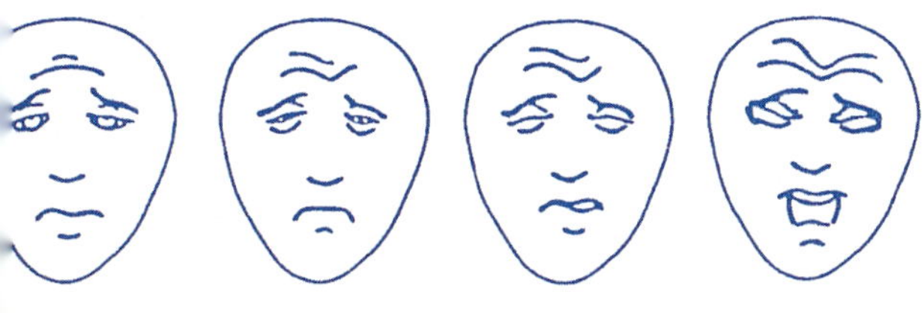

se retrouve dans tous les domaines de la médecine (médicaments, techniques médicales, chirurgie) et en particulier dans le domaine de la prise en charge de la douleur.

Statistiquement, le placebo va être efficace chez un tiers des personnes qui le reçoivent. Tout le monde peut présenter un jour un effet placebo (il n'y a pas de caractéristiques psychologiques qui y prédisposent) et il peut soulager toutes les douleurs, y compris celle du cancer. Il explique aussi que des traitements qui semblent prometteurs à leurs débuts ne résistent pas à une analyse critique de leur efficacité.

Les antalgiques usuels sont destinés à contrôler la douleur nociceptive d'intensité faible ou modérée

De nombreux médicaments ont la possibilité de bloquer, avec plus ou moins d'efficacité, les messages nociceptifs : antalgiques usuels, opiacés (morphiniques) faibles ou forts. Dans la première catégorie, le plus célèbre est l'aspirine, utilisée depuis 1899 pour ses effets antalgiques, anti-inflammatoires, antipyrétiques (contre la fièvre) et sur la coagulation. Elle appartient à la famille des anti-inflammatoires non stéroïdiens qui empêchent la fabrication de certaines molécules de l'inflammation. L'aspirine et quelques anti-inflammatoires sont en vente libre, et leur emploi sur de courtes périodes est relativement sûr. Quand les patients prennent d'autres médicaments au long cours ou ont des problèmes gastriques, un avis médical est nécessaire.

Le paracétamol fait partie depuis 1950 des antalgiques usuels. Son mécanisme d'action reste inconnu. Ce médicament possède également une activité sur la fièvre. Son emploi s'est rapidement répandu en raison de sa quasi-innocuité.

Aspirine, anti-inflammatoires non stéroïdiens et paracétamol sont caractérisés par une dose plafond : au-delà d'une certaine dose, l'efficacité sur la douleur n'augmente pas, mais le risque de toxicité augmente. Il n'existe pas de phénomènes d'accoutumance à leurs effets antalgiques. En fonction de la douleur, ils sont soit suffisants, soit insuffisants; il n'y a donc aucune raison de les économiser.

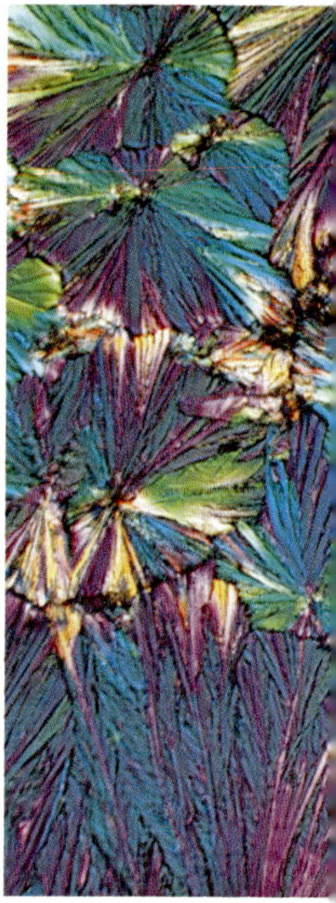

La famille des anti-inflammatoires non stéroïdiens est efficace sur les douleurs d'intensité faible à modérée. La mise en évidence de son mécanisme d'action a été couronnée d'un prix Nobel en 1982. L'utilisation de l'aspirine, en automédication, au coup par coup quand la douleur est maximale, à des doses insuffisantes, peut sembler inefficace alors qu'une prescription correcte restaure son activité (horaires réguliers en fonction de la durée d'efficacité, doses suffisantes...)

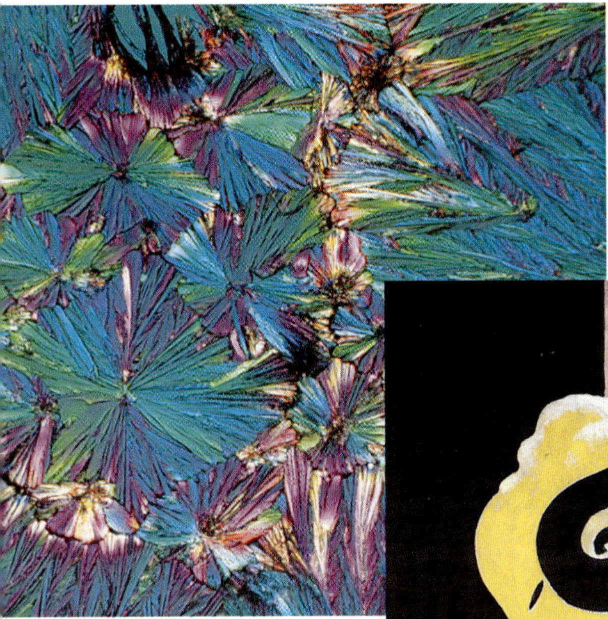

La feuille de reine-des-prés, à partir de laquelle l'aspirine est synthétisée, était utilisée depuis 400 av. J.-C. pour les fièvres et la douleur. Ci-contre, cristaux d'aspirine (acide acétylsalicylique) sous lumière bipolarisée.

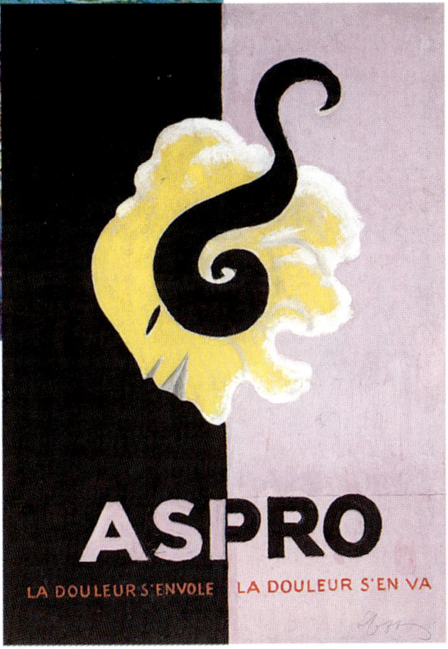

«Aspro est là, la douleur s'envole, la douleur s'en va!», «Ouf, merci Aspro!»... Chacun a encore en mémoire, les formules publicitaires du célèbre antalgique. Ci-dessus, projet d'affiche de L. Cappiello, vers 1930.

Les opiacés faibles agissent sur les douleurs d'intensité moyenne

Les morphiniques, classés en deux familles (opiacés faibles et forts) selon leur capacité à agir sur les douleurs intenses, sont des médicaments délivrés sur ordonnance. Il existe trois types d'opiacés faibles en vente en France : la codéine et ses dérivés, le dextroproxyphène et le tramadol. Leur action et leur puissance sont similaires. Ils sont souvent associés au paracétamol, car cette association est supérieure au paracétamol seul et aux opiacés faibles seuls. Leurs effets secondaires sont en général rares, peu invalidants, compatibles avec des prises sur de longues périodes. Certains pourraient avoir une action sur les douleurs neurogènes. La première forme pédiatrique de codéine a été commercialisée en 1998.

La morphine et la famille des opioïdes forts sont les médicaments les plus efficaces actuellement à la disposition des médecins pour agir sur les douleurs intenses

Utilisée pour le contrôle de la douleur depuis la haute Antiquité égyptienne, la morphine agit au niveau de la moelle, du cerveau et en périphérie. La mise en évidence, dans les années 1960, d'une action au niveau de la moelle, a autorisé le développement de techniques d'administration par péridurale. La découverte récente de récepteurs à la morphine en périphérie

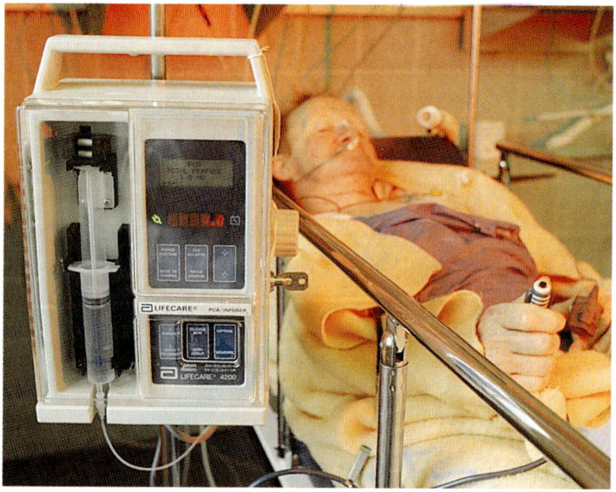

permet aussi l'administration locale de morphine. Par exemple, dans les suites de la chirurgie du genou, une injection de morphine dans l'articulation est une technique d'appoint de contrôle de la douleur.

Ces médicaments n'ont pas de limite à leur efficacité. Plus la dose augmente, plus leur effet augmente. Ils sont malheureusement insuffisamment utilisés en raison des craintes non justifiées qu'ils inspirent aux médecins et aux patients. Des idées fausses,

La morphine et autres opioïdes forts sont les médicaments de base du traitement des douleurs intenses liées au cancer. Leur mauvaise réputation, les craintes liées à leur utilisation, la méconnaissance de leur maniement et les contraintes légales de leur prescription ont contribué depuis plus de trente ans au défaut de prise en charge de ces douleurs. Grâce aux progrès technologiques et à la connaissance du maniement des morphiniques, des pompes délivrant la morphine ont été mises au point. Dans la douleur aiguë, on a développé des techniques d'auto-analgésie contrôlées par le patient, qui décide de l'injection de morphine dans les limites fixées lors de la programmation de la pompe (ci-contre). La miniaturisation (ci-dessous, une pompe à morphine miniature) permet de les implanter sous la peau, autorisant ainsi l'administration par voie péridurale, à domicile.

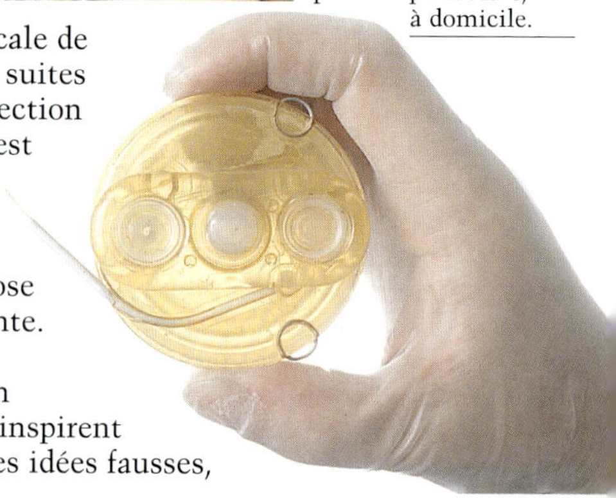

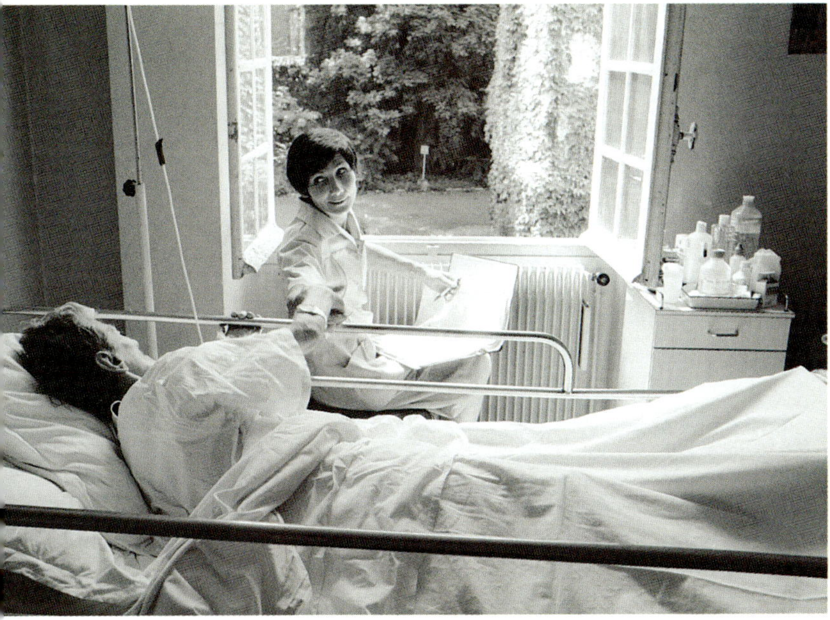

qui n'ont aucune réalité, méritent d'être rectifiées. La morphine est un traitement de la douleur, elle n'est pas destinée uniquement aux malades en fin de vie. Elle n'entraîne pas de dépendance et peut même être prescrite, avec des règles particulières, chez les anciens toxicomanes. Quand sa prescription n'est plus nécessaire, elle peut être arrêtée. En règle générale, on ne s'habitue pas aux effets antalgiques de la morphine. Il est donc inutile de la garder en réserve pour le jour où la douleur sera insupportable. Quand les patients sont douloureux, et que l'on prescrit la morphine avec les précautions usuelles, on ne risque pas de provoquer d'arrêt respiratoire. La morphine peut être administrée à l'enfant, y compris avant six mois, avec certaines précautions.

Ces médicaments ne sont pas anodins et doivent être prescrits avec des règles bien précises dans des situations bien déterminées. Dans ces conditions, ils peuvent rendre de grands services aux malades avec le moins d'effets secondaires possibles.

Dans le cadre des soins palliatifs, le contrôle de la douleur n'est qu'une des facettes de la prise en charge globale du malade (ci-dessus, patiente et infirmière dans une unité de soins palliatifs). On peut dire que la douleur mal maîtrisée fait partie des causes connues de la demande d'euthanasie, demande qui disparaît le plus souvent après amélioration du traitement antalgique.

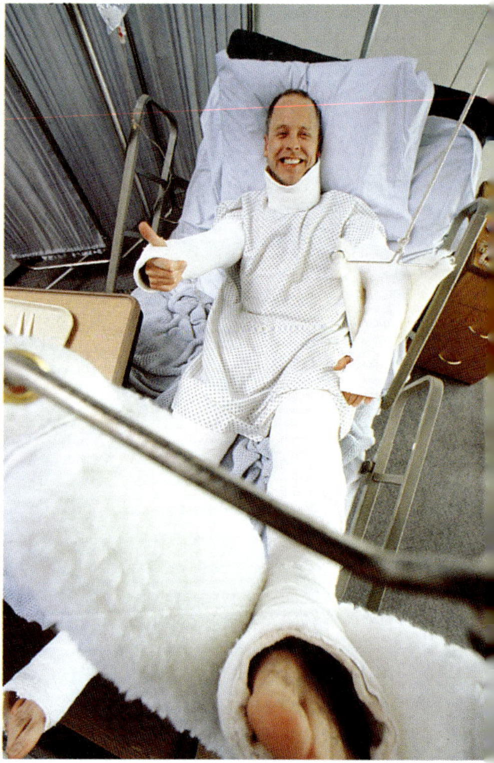

Les morphiniques sont très efficaces sur les douleurs nociceptives. Ils le sont parfois partiellement dans les douleurs neurogènes. Dans la douleur chronique non cancéreuse, ils n'ont qu'exceptionnellement leur place. La libéralisation de leur prescription n'est donc pas la réponse à la prise en charge de toutes les douleurs.

Le traitement de la douleur neurogène

Les antidépresseurs tricycliques sont les médicaments les plus efficaces dans les douleurs neurogènes. En effet, indépendamment de leur action sur l'humeur, les antidépresseurs ont aussi une action sur la douleur. Ils génèrent sans doute un renforcement des contrôles inhibiteurs descendants. La dose nécessaire et les délais d'action sont très variables et certains provoquent parfois des effets secondaires (somnolence...) qui limitent leur emploi. Comme la morphine, les antidépresseurs ont mauvaise réputation : crainte de devenir différent, dépendant, d'être pris pour des malades mentaux. Ces idées sont fausses et un grand nombre de patients souffrant de douleur neurogène ont vu leur vie transformée sans contreparties ou effets secondaires notables.

D'autres produits peuvent être efficaces. Les plus courants sont les antiépileptiques, prescrits seuls ou en association avec les antidépresseurs. Leur mode d'action est mal connu. Quelques antiarythmiques, administrés en cardiologie, ont été testés avec des résultats discordants; les morphiniques sont également d'une aide intéressante. Globalement,

L'utilisation rationnelle des morphiniques forts dans les douleurs des traumatismes graves, des brûlés, de la période post-opératoire, du cancer et du sida a bouleversé la prise en charge de ces pathologies.

il existe actuellement peu de médicaments disponibles pour traiter ces patients. Les recherches fondamentales sont prometteuses, mais ce type de douleur représente un petit marché, ce qui est peu incitatif pour l'industrie pharmaceutique...

Supprimer ou atténuer les gestes douloureux

De nombreuses procédures médicales – prises de sang, biopsies, ponctions lombaires, soins dentaires – sont génératrices de douleur. Des enquêtes ont mis en évidence l'intensité douloureuse importante de certains actes, mais surtout la pénibilité de la répétition des gestes. Différents moyens peuvent supprimer ou atténuer ces douleurs provoquées : les anesthésiques locaux sont les médicaments les plus fréquents, par injection locale ou sous forme de crème appliquée une à deux heures avant le geste. Une nouvelle technique consiste à utiliser, en respiration au masque, un mélange gazeux (oxygène/protoxyde d'azote) aux vertus antalgiques modérées.

Les douleurs infligées lors d'examen ou de traitement ont été longtemps négligées, faute de temps, d'intérêt, ou parce que le patient ne s'en plaignait pas (c'était «normal», «le prix à payer»). Si les prises de sang épisodiques ne nécessitent pas de mesures particulières, il n'en est pas de même pour les examens répétitifs ou pour des procédures dont on connaît le caractère douloureux potentiel (suture, myélogramme, ponction lombaire avec injection, comme sur la photo). De nombreux procédés peuvent être utilisés, y compris dans l'urgence.

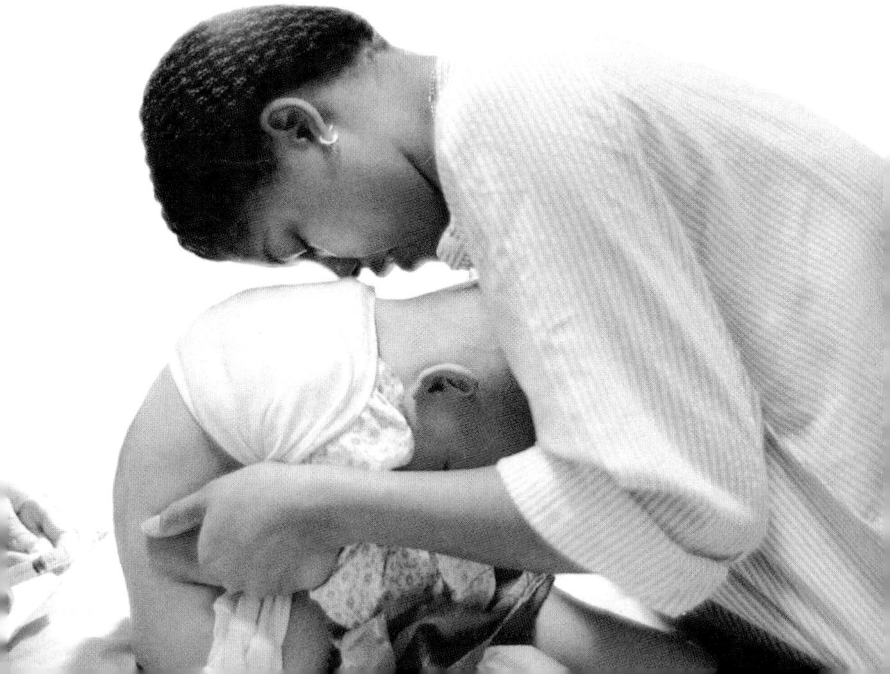

Les techniques de contre-stimulation jouent sur le mécanisme de la «porte»

Le principe de la contre-stimulation est de générer un courant électrique, transmis par des électrodes collées sur la peau dans la zone douloureuse qui, en activant les fibres sensorielles, brouille les messages douloureux et provoque la fermeture de la «porte». La plus utilisée est la TENS (Stimulation Electrique Transcutanée des Nerfs).

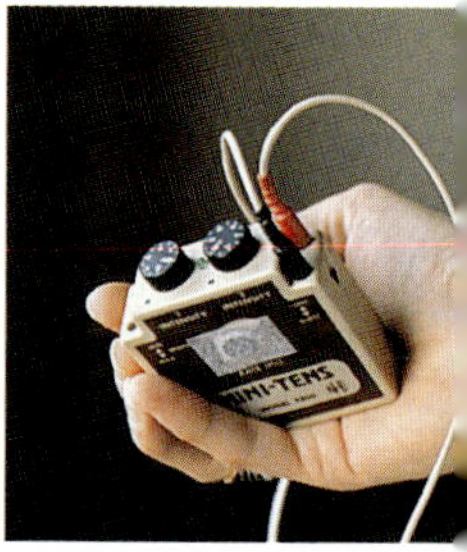

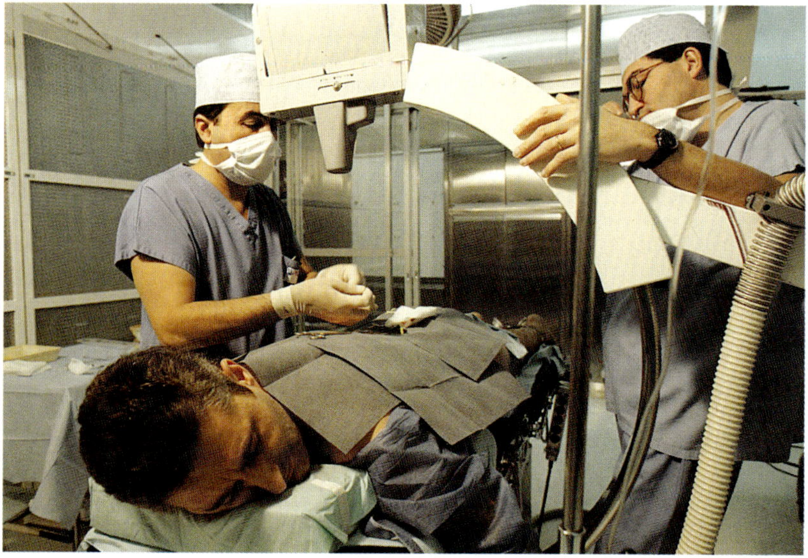

L'utilisation de l'électricité à visée antalgique remonte à l'époque romaine, où l'on se baignait avec des poissons torpille. Il existe actuellement des appareils miniaturisés (200 grammes), rendant possible une stimulation au quotidien. Ils sont efficaces sur les douleurs localisées des muscles, mais sont surtout indiqués dans les douleurs neurogènes quand la zone à traiter est limitée, et dans les douleurs des membres «fantômes» des personnes amputées.

Parfois, on propose des procédés de stimulation plus invasifs. Les électrodes de stimulation peuvent être placées chirurgicalement au contact de la moelle

Quand des électrodes de stimulation sont placées chirurgicalement au contact de la moelle ou de certaines régions du cerveau, le courant est généré par un appareil électronique caché sous la peau qui peut être réglé à distance. Ces procédés doivent être réalisés par des équipes entraînées (ci-dessus).

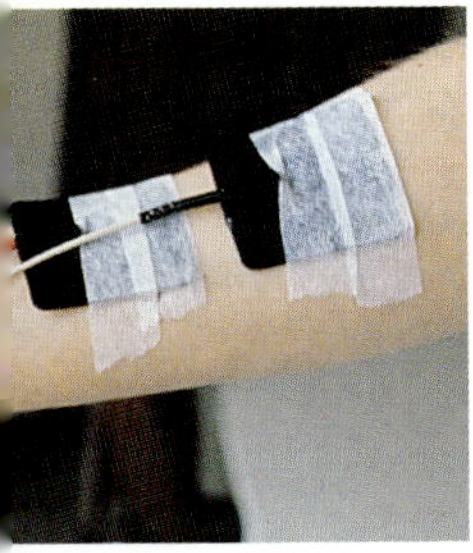

(stimulation cordonale postérieure). Des régions du cerveau susceptibles d'activer les contrôles descendants peuvent également recevoir des électrodes de stimulation. L'efficacité réelle de ces techniques est mal connue et leur coût élevé, ce qui explique la rareté de ces interventions.

La simplicité d'utilisation des appareils de neuro-stimulation électrique transcutanée et leur degré de miniaturisation les rend compatibles avec une utilisation au quotidien gérée par le patient (à gauche). Ci-dessous, gravure chinoise représentant quelques points d'acupuncture.

L'efficacité antalgique de l'acupuncture

L'acupuncture, utilisée dans la médecine chinoise depuis des milliers d'années, repose sur un postulat philosophique : l'organisme serait parcouru par des courants d'énergie et un déséquilibre dans la circulation de cette énergie serait à l'origine de maladies. L'acupuncture, en agissant au niveau de points bien particuliers, restaurerait l'équilibre initial. Les points d'acupuncture sont situés sur des méridiens. Leur nombre est très variable (entre 160 et 747) en fonction des époques ou des écoles.

De nombreuses études sur l'action de l'acupuncture dans la douleur amènent à formuler deux conclusions : l'acupuncture possède une efficacité antalgique; les méridiens et les théories traditionnelles ne reposent sur aucune réalité concrète. L'action de l'acupuncture sur la douleur trouve plutôt son explication dans les mécanismes de contre-irritation (la douleur qui en cache une autre). Ses effets sont en général limités dans le temps et cette technique est le plus souvent associée à d'autres modalités de traitement. Le caractère séduisant de la philosophie orientale qui l'accompagne, son aspect «médecine douce» peuvent générer un puissant effet placebo qui vient renforcer son action thérapeutique.

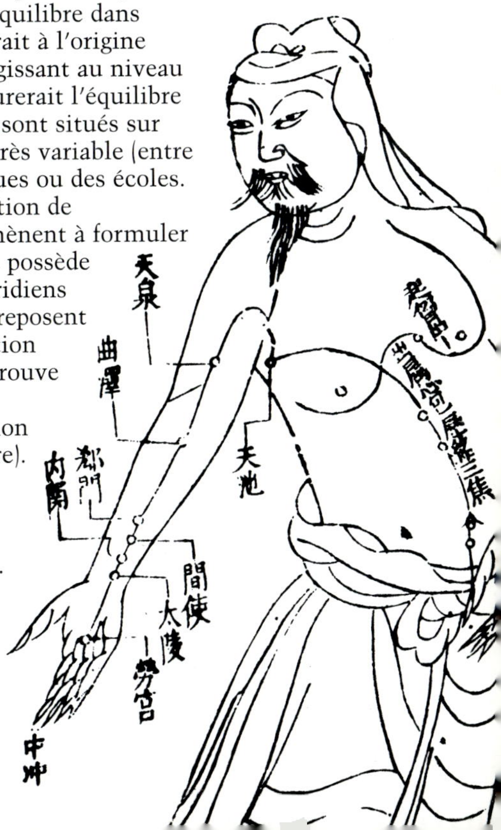

Kinésithérapie, physiothérapie, rééducation et techniques psychologiques

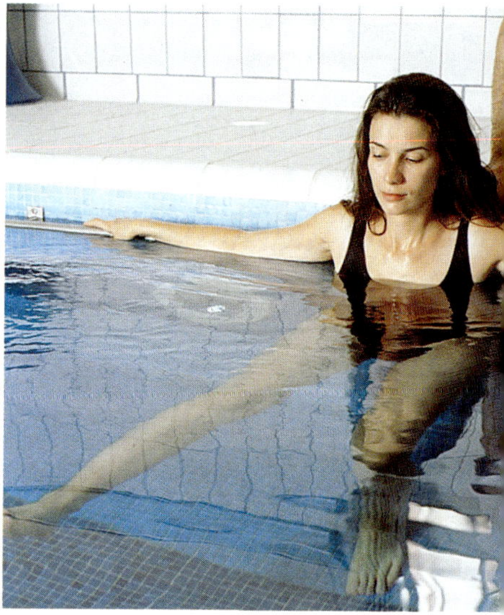

A la phase aiguë, dans les douleurs du système musculo-squelettique, les massages ou la physiothérapie (utilisation du chaud ou du froid), qui visent à décontracter le muscle, sont très profitables. Quand la douleur persiste, leur utilité est plus discutable. A la phase chronique, c'est surtout la rééducation du mouvement et la rééducation à l'effort physique qui sont utiles. Le patient a besoin d'être guidé au départ pour pouvoir lutter contre l'inactivité et le déconditionnement physique; pour cela, c'est sur la qualité du geste (débuter par ce que l'on peut faire) et sur la hausse progressive de l'effort demandé que l'accent est mis. La reprise d'activité dirigée doit se passer sans augmentation de la douleur de base du patient (la douleur au repos), l'objectif étant de reprendre des activités physiques avec moins de douleur ou avec une douleur équivalente à celle du repos.

Les techniques psychologiques font également partie de l'arsenal thérapeutique. Le caractère multifactoriel de la douleur chronique nécessite que l'on s'intéresse aux facteurs psychologiques qui y participent et l'entretiennent. Il faut corriger les idées fausses, donner des explications claires sur la douleur. L'apprentissage de techniques de relâchement musculaire, de gestion du stress ou de contrôle de la douleur est très utile. Le recours à la psychothérapie est parfois indiqué.

Les contractures musculaires persistantes, facteurs d'aggravation de la douleur, sont mal contrôlées par les massages, qui apportent une sensation temporaire de décontraction, mais rendent le patient dépendant. Il vaut mieux, à ce stade, apprendre une technique de décontraction à utiliser au quotidien. Il faut aussi rééduquer le corps aux bons gestes (ci-dessus, en piscine et, à droite, avec le kinésithérapeute).

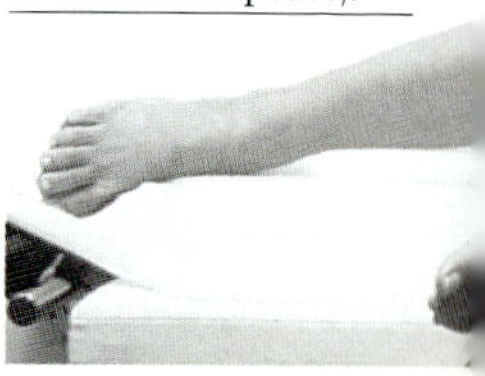

Administrer une substance au niveau d'un nerf, d'un groupe de nerfs (un plexus) ou de la moelle

L'administration de morphiniques ou d'anesthésiques locaux se fait souvent par voie péridurale. Les doses

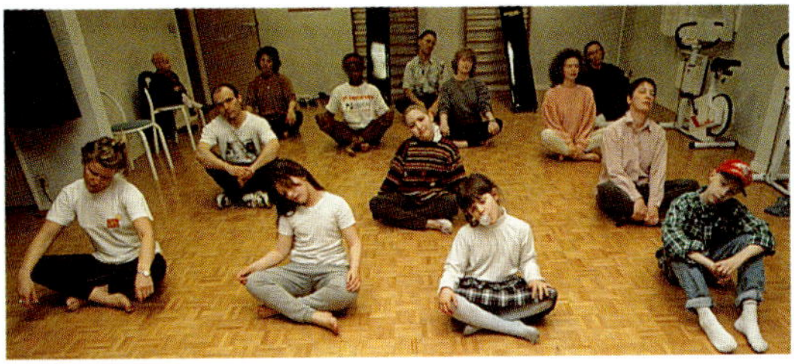

employées et les effets secondaires sont plus faibles que par voie orale ou par injection. En fonction de la dose d'anesthésique, les perceptions douloureuses, sensorielles et le mouvement sont abolis. La douleur est la première à disparaître. Ces techniques qui bloquent les influx nociceptifs en direction de la moelle rendent possibles les chirurgies sous péridurale sans anesthésie générale, le contrôle des douleurs post-opératoires ou traumatiques sévères, l'accouchement sous péridurale.

Aujourd'hui, la chirurgie de la douleur vise plus à stimuler qu'à détruire

Depuis le début du siècle et jusqu'à la fin des années 1950, les neurochirurgiens ont été pratiquement les seuls à tenter de prendre en charge la douleur chronique rebelle. L'essentiel des interventions consistait à sectionner des nerfs périphériques ou la voie ascendante de la douleur au niveau de la moelle.

La prise en charge de la douleur chronique doit être globale, sans séparer l'organique du psychologique. Il faut aider le patient à «faire le chemin à l'envers», lui donner une rééducation progressive et adaptée. Ce travail, qui nécessite la participation active du patient, peut se faire seul, avec l'aide de soignants, ou en groupe. L'apprentissage d'une technique de relaxation ou la correction des idées fausses concernant la douleur se prêtent bien au travail en groupe. Les améliorations peuvent prendre des mois. Reste que la disparition de toute douleur à terme est un leurre.

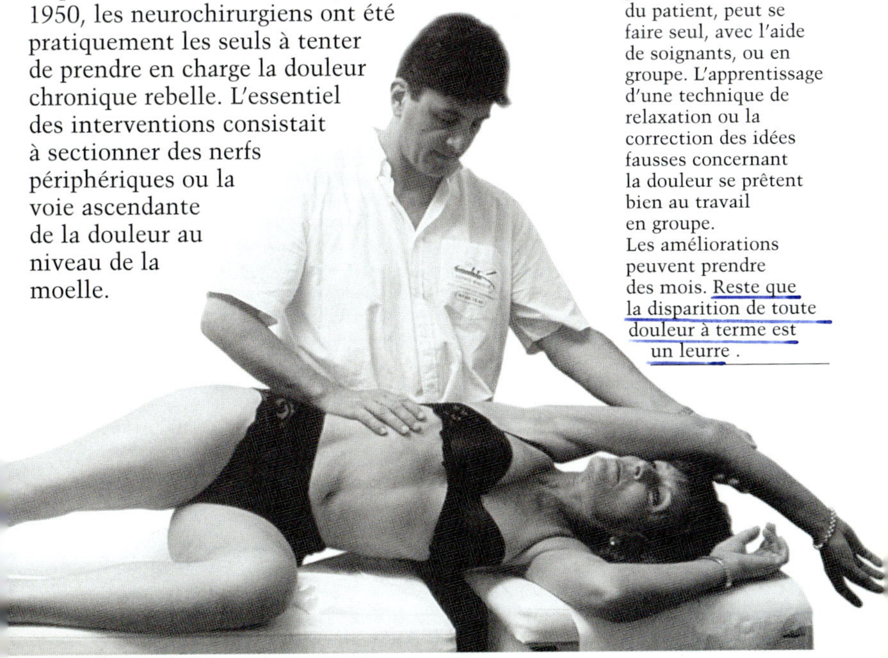

Ces techniques donnaient des résultats initiaux spectaculaires, mais la douleur avait tendance à récidiver, parfois après quelques mois. Des douleurs neurogènes consécutives à la lésion chirurgicale apparaissaient, avec souvent plus de souffrance que la douleur initiale qui avait motivé l'intervention.

Avec les progrès techniques, on a évolué vers une chirurgie visant plus à stimuler (stimulation cordonale postérieure, stimulation des structures cérébrales) qu'à détruire. Dans des cas bien définis, on décomprime une structure nerveuse qui est «écrasée» ou qui subit des traumatismes répétés. La neurochirurgie permet également d'apporter les médicaments dans les sites où ils sont actifs.

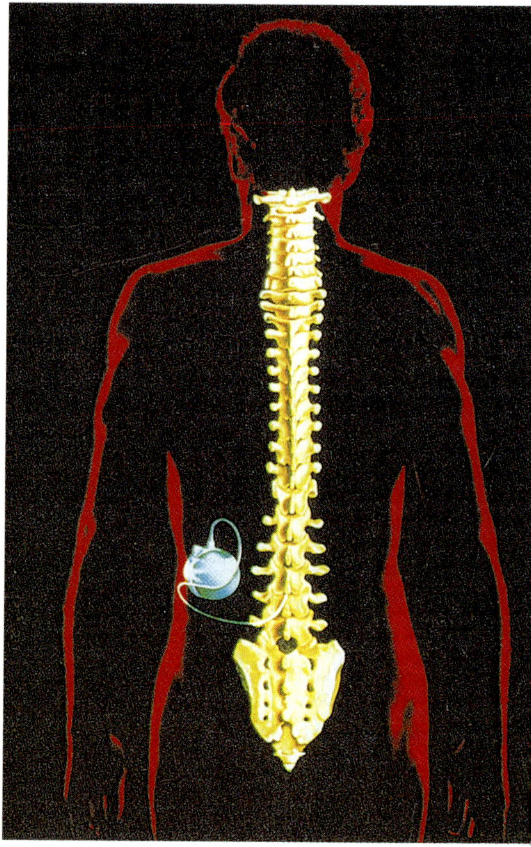

Grâce à la chirurgie, la morphine peut être administrée directement au niveau péridural (ci-dessus) ou dans le cerveau (au niveau des ventricules), par l'implantation d'un mini-réservoir et d'un cathéter (petit tuyau).

La chirurgie de section ou de destruction des nerfs est proposée quand les autres moyens ont échoué, mais elle ne peut répondre à toutes les situations et actuellement, les indications sont rares. Ce sont essentiellement les douleurs du cancer résistant aux autres thérapeutiques, les névralgies faciales résistantes où la destruction électrique ou chimique du nerf trijumeau est très efficace, les douleurs d'arrachement du plexus brachial, pour lesquelles on propose parfois la destruction des fibres nociceptives à leur entrée au niveau de la moelle, ou une destruction thermique de leur jonction avec le neurone relais. Toutes ces techniques préservent, si possible, les fibres sensorielles pour deux raisons : l'anesthésie définitive peut être pénible à vivre; la destruction des fibres sensorielles, qui jouent un rôle dans la fermeture de la «porte», peut entraîner une douleur neurogène.

Les voies de recherche

On essaie aujourd'hui de mieux identifier les substances algogènes et sensibilisatrises libérées au cours de l'inflammation afin de proposer un cocktail médicamenteux arrêtant la formation de cette «soupe inflammatoire». Au niveau médullaire, la recherche explore la possibilité de bloquer l'action des neuromédiateurs impliqués dans la nociception. Elle a abouti à l'utilisation de produits à titre expérimental et à la découverte de possibilités d'action pour des médicaments existants. Au niveau médullaire et cérébral, des équipes travaillent sur l'utilisation des endomorphines, tandis que d'autres imaginent d'empêcher leur destruction par des enzymes qui se trouvent au niveau de la synapse.

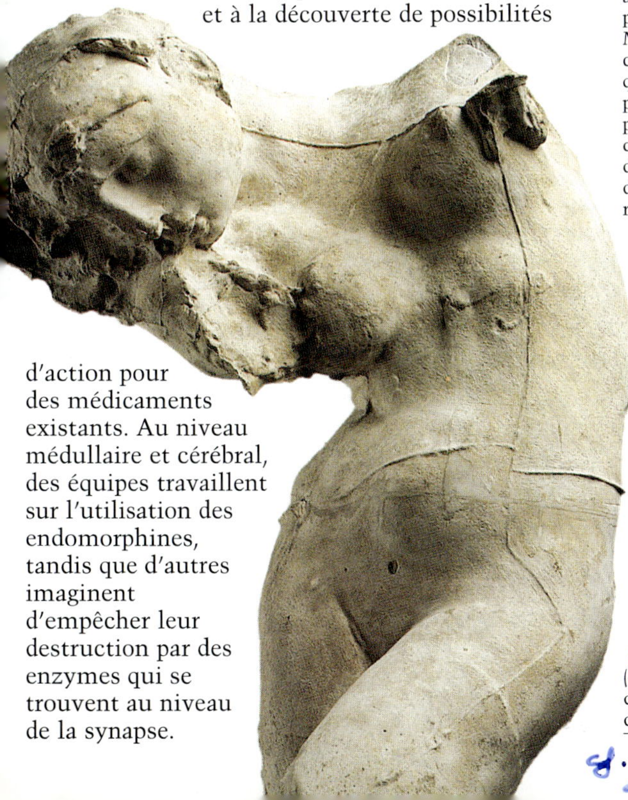

Les risques de l'intervention, la majoration parfois dramatique des douleurs justifient l'abandon des chirurgies d'amputation à visée antalgique. Des patients souffrant de douleurs neurogènes d'un ou de plusieurs doigts demandent parfois l'amputation. Ne supportant souvent pas les effleurements dans la zone douloureuse, ils pensent que si le doigt était coupé, il n'y aurait plus de contact accidentel et donc plus de douleur. Malheureusement, une chirurgie d'amputation, qui sectionne un ou plusieurs nerfs périphériques, peut conduire à deux types de conséquences désastreuses. On peut ressentir une douleur dans le membre fantôme. Si la perception du membre amputé est habituelle et s'estompe avec les années, la présence d'une douleur à ce niveau est tout à fait anormale. L'amputation peut se traduire aussi par une douleur diffuse, concernant parfois l'ensemble du membre restant, insupportable, avivée par tout effleurement ou mouvement. Ce «syndrome douloureux complexe» (ou causalgie), est l'une des douleurs les plus difficiles à contrôler.

Tous unis contre la douleur

Les premières cliniques de la douleur avaient été créées entre 1936 et 1946 en Amérique du Nord, au Japon et au Danemark. Mais les médecins raisonnaient avec la vision de la douleur-signal et leurs propositions thérapeutiques étaient souvent en échec.

En 1961, le docteur Bonica crée le premier centre pluridisciplinaire contre la douleur à Seattle. Il réunit des médecins de différentes spécialités, dont un psychiatre, pour comprendre et traiter les cas les plus difficiles de douleurs rebelles. A cette même période, des découvertes dans les domaines scientifique et

“j'ai déclaré la gu

psychologique révolutionnant les connaissances sur la douleur contribuent à la multiplication de structures basées sur le même modèle. En 1973, est créée l'Association Internationale pour l'Etude de la Douleur (IASP), qui regroupe tous les médecins, chercheurs, psychologues, infirmières ayant un intérêt pour ce sujet. En France, les premières consultations ont débuté entre la fin des années 1970 et le début des années 1980. Ces structures sont peu nombreuses, disposent de moyens modestes et sont mal réparties sur le territoire national.

Une prise en charge multidisciplinaire et globale

Le fonctionnement des centres antidouleur est basé sur une prise en charge pluridisciplinaire où différents spécialistes peuvent intervenir. Leur spécificité tient dans une évaluation méthodique de tous les aspects de la douleur et dans une prise en charge globale des patients. Ils travaillent en collaboration avec le médecin ou l'équipe médicale en difficulté avec un patient douloureux chronique.

La prise en charge de la douleur chronique n'est pas l'apanage

Le professeur Bonica (1917-1994), anesthésiste américain, fondateur de l'IASP.

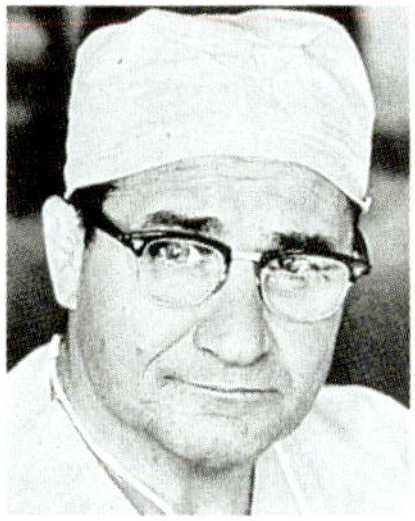

Le recensement actuel, par le ministère de la Santé, des consultations, unités et centres d'évaluation et de traitement de la douleur permettra aux médecins et aux patients d'identifier clairement leurs interlocuteurs. Ces structures, d'approche pluridisciplinaire, ont pour mission la prise en charge de la douleur chronique et rebelle, la recherche clinique sur la douleur et, parfois, l'enseignement aux médecins désireux de se former. Fin 1998, 78 structures, réparties inégalement (20 en Ile-de-France), ont été identifiées, et le Collège National des Médecins de la Douleur compte environ 300 inscrits, ce qui montre bien la discordance entre les moyens humains et la tâche à accomplir.

de ces centres. De nombreux médecins ou équipes médicales sont compétents dans le registre des douleurs chroniques relevant de leur spécialité.

Le bilan des trente dernières années est nettement positif. La révolution scientifique et conceptuelle des années 1960 a défini de nouvelles bases de raisonnement et de traitement. L'intérêt des médecins, les actions du ministère de la Santé, les retombées de la recherche sur de nouveaux médicaments devraient modifier le quotidien des douloureux. Ces acquis restent fragiles et l'avenir sera dicté par les choix de politique de santé, les moyens accordés par les structures hospitalières et la pression du public.

La diffusion récente des connaissances sur la douleur aux étudiants et aux médecins, l'organisation de réseaux entre médecins de ville et consultations hospitalières spécialisées devraient permettre d'accéder, dans quelques années, à une prise en charge précoce et appropriée de la douleur dans la plupart des cas.

re à la douleur"

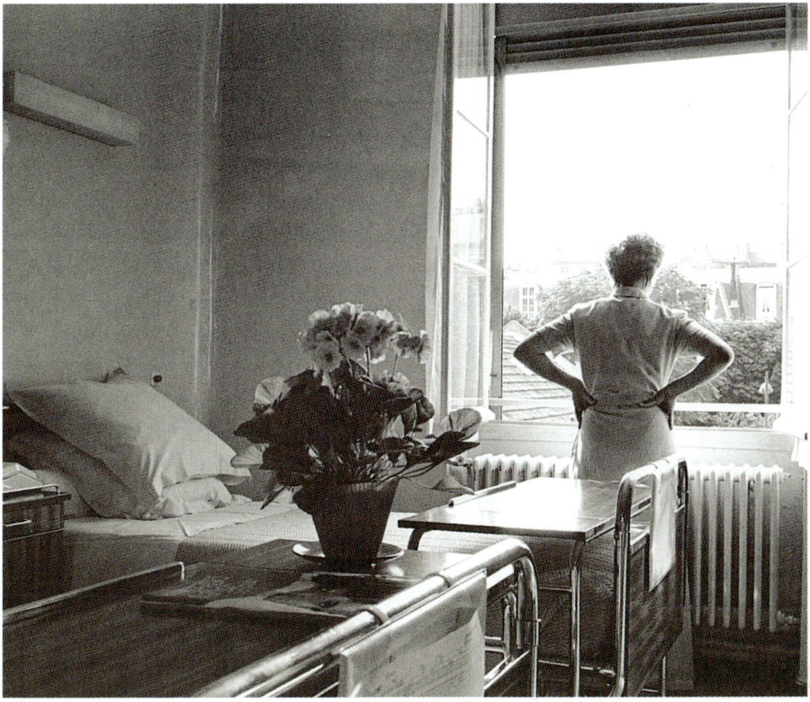

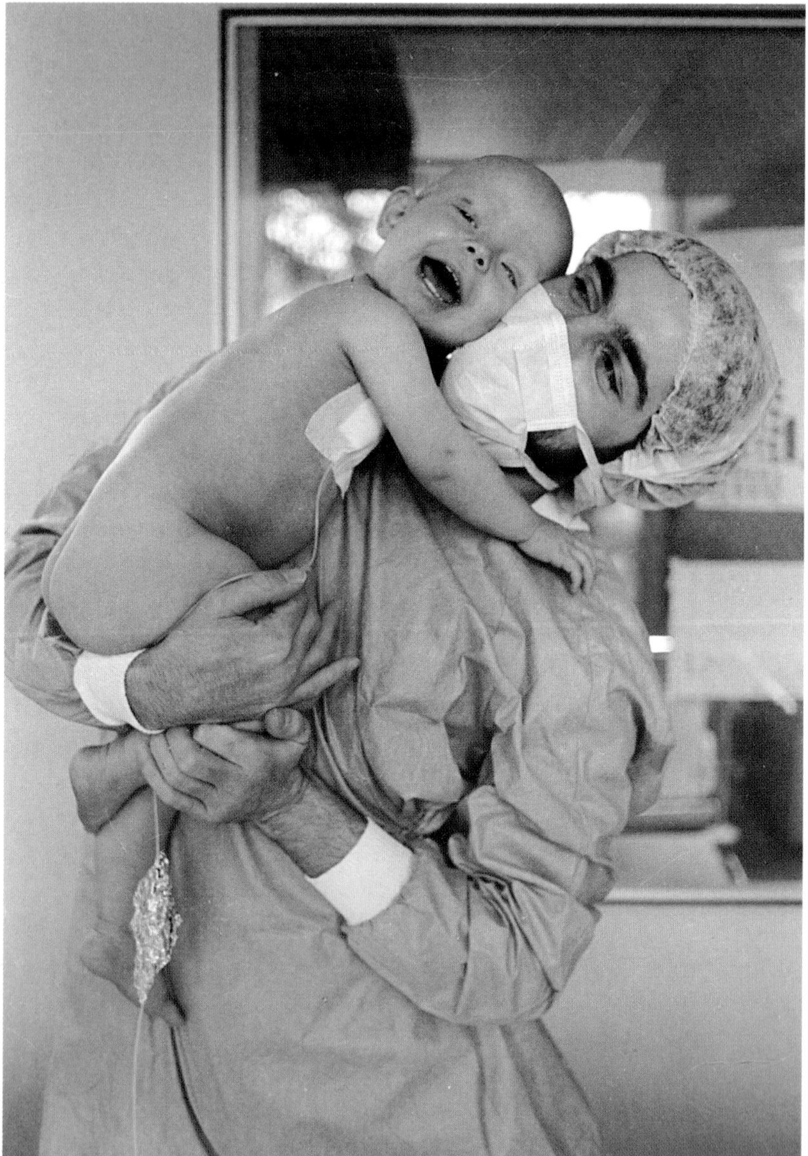

TÉMOIGNAGES ET DOCUMENTS

“Inconnue, elle était ma forme préférée,
Celle qui m'enlevait le souci d'être un homme,
Et je la vois et je la perds et je subis
Ma douleur, comme un peu de soleil dans l'eau froide.”

Paul Eluard, *Capitale de la douleur*

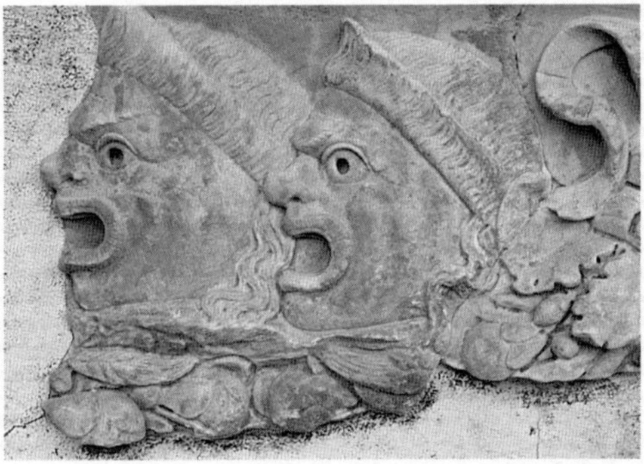

La douleur dans l'histoire de la médecine

Depuis l'Antiquité, la littérature médicale sur la douleur abonde. Si le lecteur contemporain peut y retrouver des descriptions cliniques détaillées, dans la plupart des cas toujours valides, les conceptions mises en œuvre sont souvent devenues obsolètes au vu des données scientifiques récentes.

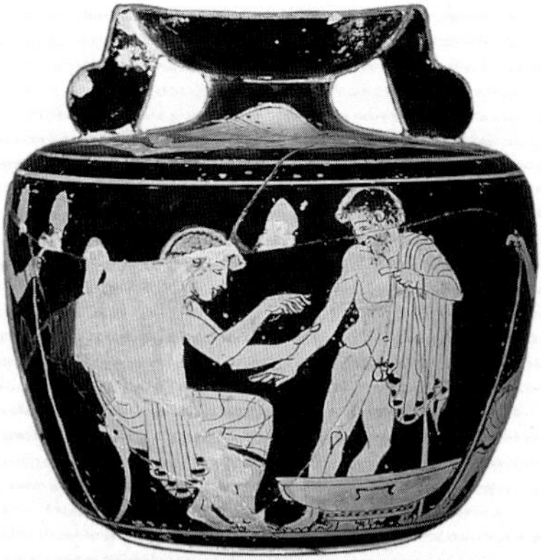

La saignée. Vase attique.

Galien : l'art de la description

La physiologie des humeurs de Galien appartient à un autre âge. Elle eut pourtant cours jusqu'au XVIIe siècle, comme en témoignent, par exemple, les médecins des comédies de Molière. Ses observations, au contraire, semblent, depuis les temps lointains de l'Empire romain, n'avoir pas pris une ride. Médecins ou malades y reconnaîtront les symptômes qu'ils soignent ou dont ils souffrent.

[Ce] que tout le monde appelle *chair*, n'est pas seulement de la chair, comme on peut s'en convaincre par une dissection délicate, mais [...] cette chair est entremêlée de fibrilles excessivement fines, en lesquelles se résout le genre nerveux. Sous cette dénomination commune de *genre nerveux*, je comprends les ligaments et les tendons. Nous avons démontré que ceux-ci en se distribuant dans la chair, composent la substance des muscles; pour exister cette chair avait besoin d'artères et de veines.
[...]

Quand l'animal est dans son état normal, les pulsations sans douleur appartiennent aux artères seules; mais quand il survient une inflammation intense, ou un érysipèle, ou un abcès, nous percevons avec douleur le pouls des artères; tandis qu'auparavant, lorsque le corps était sain, nous ne le percevions ni avec ni sans douleur. Voici à peu près ce qui arrive : les parties enflammées sont excessivement douloureuses dans ces deux circonstances : lorsqu'elles sont portées à se mouvoir et lorsqu'elles sont comprimées par quelque chose. Lors donc qu'un muscle tout entier est enflammé, nous sentons la douleur de deux manières : quand les artères s'élèvent, il y a mouvement, de sorte qu'elles compriment les chairs environnantes, qui, en même temps, les compriment à leur tour. Tel est le mécanisme du pouls dans les parties enflammées, et c'est à ce phénomène seulement que les anciens appliquaient le nom de pouls (σφυγμος); mais dans la suite, ils ont appelé ainsi tout mouvement des artères perceptible aux sens. [...]

Ce n'est pas non plus dans le foie que l'on observera jamais ce pouls, ni dans les reins, attendu que ces viscères n'ont point de nerfs qui se distribuent dans toutes leurs parties; il en est de même dans le poumon. C'est pourquoi on éprouve dans ces organes un sentiment de pesanteur, quand ils deviennent la proie de quelque maladie du genre des tumeurs contre nature. Chacun de ces viscères est entouré à l'extérieur d'une membrane dans laquelle se distribuent des nerfs, et qui est douée de sensibilité. Cette membrane est donc distendue par la tumeur du viscère : de là le nom donné à cette espèce de douleur. Voilà pourquoi Hippocrate (*Epid*. VI, I, 5) a écrit le premier : «Au rein, douleur gravative.» [...]

Toute partie distendue, comprimée, écrasée ou blessée, souffre par suite de la solution de continuité. Lorsque quelqu'un est blessé par une aiguille, il éprouve la même douleur que celle qui résulte de l'érosion par une humeur âcre. Dans les deux cas, la continuité est compromise. La douleur causée par une humeur mordicante ou par la surabondance d'une humeur, ne se produit donc pas de la même manière : dans le premier cas il y a érosion, et dans le second tension; par exemple et l'urine dans l'incurie et l'air dans l'emphysème. [...]

Je me souviens d'avoir éprouvé moi-même une douleur très violente, qui pouvait être comparée à celle que produirait l'application du trépan, dans le bas-ventre, à l'endroit où nous savons que les uretères descendent des reins à la vessie. Ayant pris un lavement d'huile de rue, j'essayai de le rendre un moment après, et j'évacuai en même temps, avec une grande douleur, l'humeur que Praxagore appelait *vitrée*; elle rappelait, en effet, le verre en fusion, et par la couleur et par la consistance. J'ai observé le même fait chez d'autres personnes. Cette humeur est excessivement froide, ainsi que l'avait déjà dit Praxagore, qui lui donna par la suite le nom d'*hyaloïde* (vitrée); cela est manifeste, ainsi que peut le constater par le toucher celui qui l'a rendue, ou toute autre personne qui voudra la toucher immédiatement après son expulsion, Il est étonnant que cette humeur soit rendue froide, sans que la force d'excrétion lui communique la moindre chaleur. En ce qui me regarde je croyais qu'un calcul était engagé dans l'un des deux uretères, tant la douleur que j'éprouvais me semblait avoir de l'analogie avec la douleur térébrante; mais l'excrétion de cette humeur ayant fait cesser la douleur, il devint manifeste pour moi que la cause n'était pas un calcul ou une affection locale de l'uretère ou du rein, mais plutôt des intestins, et probablement des gros intestins. Si la descente de cette humeur se fût opérée à travers un corps mince, elle eût été de courte durée, tandis qu'elle semblait venir d'une certaine profondeur, et passer à travers un corps beaucoup plus épais que ne l'est la tunique des intestins grêles. C'est pour cela, je pense, que presque tous les médecins appellent ces souffrances *coliques*.

Toutefois, si on se borne à considérer le lieu où se fait sentir la douleur, on ne trouvera point de signe qui indique que cette douleur affecte le colon plutôt que quelqu'un des intestins grêles. Ces souffrances semblent produites par un trépan, ainsi que l'expliquent les

malades; dans d'autres cas, c'est la sensation que produirait un pieu introduit dans les intestins, ce qui démontre que la partie affectée a une certaine épaisseur. Cette différence de sensations douloureuses vient de la quantité, de la consistance, du mouvement ou de la force de la substance qui produit la douleur, que cette substance soit une humeur ou un pneuma flatulent. En effet, l'intensité de la douleur variera suivant que la substance sera considérable ou minime, épaisse ou ténue, mobile ou immobile, et douée d'une faculté réfrigérante plus ou moins forte. Pour ce qui est de la douleur elle-même, elle appartient au gros intestin, soit qu'on la compare à la sensation produite par un pieu ou par un trépan. Ces douleurs ne sauraient être distinguées de celles que produit un calcul engagé, avant d'avoir observé les phénomènes consécutifs. Nous ne causerons aucun dommage si, malgré cette ignorance, nous cherchons à soulager. Dans les deux cas, les moyens de soulagement contre la douleur sont les mêmes : d'abord des fomentations ou des lavements chauds, et s'il n'y a point de soulagement, on aura recours aux médicaments appelés anodins, par exemple à celui de Pilon (cf. *Des médic. selon les lieux*, IX, IV). Si c'est un calcul que produit la douleur, il est rendu tantôt seul, tantôt avec du sang, par suite des déchirures qu'il produit sur son passage, surtout s'il est pointu ou hérissé d'aspérités. Si l'on examine ensuite les urines, on y verra un dépôt comme du sable. Or, s'il s'agissait d'une affection du colon, il n'y aurait ni sable, ni calcul, ni sang, mais une humeur vitrée, ainsi que je l'ai dit, ou les autres symptômes que présentent les affections de l'intestin : d'abord gonflement et tension, beaucoup de vents, et bientôt après des tortillements et des excréments flatulents, qu'il est facile de reconnaître, parce qu'ils surnagent dans l'eau, comme la fiente des bœufs. En outre, l'appétit et la digestion subissent des altérations avant, pendant et après la maladie.
Par suite des relations de continuité de l'estomac et de l'organe primitivement affecté, les douleurs appelées *coliques* sont, elles aussi, précédées de crudités, de flatulences, de vomissements et de nausées, qui persistent longtemps sans vomissement, avec sensation de morsure aux hypochondres, dégoût et malaise.
Il est probable que ces douleurs, lorsqu'elles sont très violentes, ont leur siège dans les gros intestins; au contraire, lorsque les douleurs sont plus légères, il arrive de deux choses l'une, ou bien elles ont aussi le même siège, mais résultent d'une cause plus légère, ou bien elles affectent les intestins grêles. Quant aux douleurs qui donnent la sensation d'une morsure, elles sont dues à une humeur mordicante qui corrode l'intestin. Voilà pourquoi ces douleurs précèdent toujours la dysenterie, celle du moins qui s'accompagne d'ulcérations intestinales, et à laquelle tous les médecins modernes, et la plupart des anciens, ont exclusivement donné le nom de *dysenterie*.

Galien (IIe siècle),
Œuvres anatomiques, physiologiques et médicales

L'âme et l'homme-machine

Pour Descartes, la douleur est une affection de l'âme, unie par Dieu à l'homme-machine. Certes, ces conceptions ne sont plus d'actualité, mais elles furent en leur temps celles d'un visionnaire.

Remarquez qu'encore que les filets dont je vous parle soient fort déliés, ils ne laissent pas de passer sûrement depuis le cerveau jusques aux membres qui en sont les plus éloignés, sans qu'il se trouve rien entre deux qui les rompe ou qui empêche leur action en les pressant, quoique les membres se plient cependant en mille diverses façons : d'autant qu'ils sont enfermés dans les mêmes petits tuyaux qui portent les esprits animaux dans les muscles, et que ces esprits, enflant toujours quelque peu ces tuyaux, les empêchent d'y être pressés; et même qu'ils les font toujours tendre autant qu'ils le peuvent, en tirant du cerveau d'où ils viennent, vers les lieux où ils se terminent.

Or je vous dirai que, quand Dieu unira une âme raisonnable à cette machine, ainsi que je prétends vous dire ci-après, il lui donnera son siège principal dans le cerveau, et la fera de telle nature, que, selon les diverses façons que les entrées des pores qui sont en la superficie intérieure de ce cerveau seront ouvertes par l'entremise des nerfs, elle aura divers sentiments.

Comme, premièrement, si les petits filets qui composent la moelle de ces nerfs, sont tirés avec tant de force, qu'ils se rompent, et se séparent de la partie à laquelle ils étaient joints, en sorte que la structure de toute la machine en soit en quelque façon moins accomplie : le mouvement qu'ils causeront dans le cerveau donnera occasion à l'âme, à qui il importe que le lieu de sa demeure se conserve, d'avoir le sentiment de la *douleur*.

Et s'ils sont tirés par une force presque aussi grande que la précédente, sans que toutefois ils se rompent, ni se séparent aucunement des parties auxquelles ils sont attachés : ils causeront un mouvement dans le cerveau, qui, rendant témoignage de la bonne constitution des autres membres, donnera occasion à l'âme de sentir une certaine volupté corporelle, qu'on nomme *chatouillement*, et qui, comme vous voyez, étant fort proche de la douleur en sa cause, lui est toute contraire en son effet.

Que si plusieurs de ces petits filets sont tirés ensemble également, ils feront sentir à l'âme que la superficie du corps qui touche le membre où ils se terminent, est *polie*; et ils la lui feront sentir inégale, et qu'elle est *rude*, s'ils sont tirés inégalement.

René Descartes,
Traité de l'homme, 1664

Le vitalisme des Lumières

Médecin et philosophe, Cabanis voit dans la douleur un pendant du plaisir, tous deux constituant la sensibilité, moteur de l'activité humaine. L'analyse psychologique est ici rattachée à la physiologie.

Les psychologues et les physiologistes ont rangé, comme de concert, les impressions, par rapport à leurs effets généraux dans l'organe sensitif, sous deux chefs qui les embrassent effectivement toutes : le *plaisir* et la *douleur*. Je ne m'attacherai pas à prouver que l'un et l'autre concourent également à la conservation de l'animal; qu'ils dépendent de la même cause, et se correspondent toujours entre eux, dans certains balancements nécessaires. Il suffit de remarquer qu'on ne peut concevoir sans plaisir et douleur, la nature animale; leurs phénomènes étant essentiels à la *sensibilité*, comme ceux de la gravitation et de l'équilibre aux mouvemens des grandes masses de l'univers. Mais ils sont accompagnés de circonstances particulières qui méritent quelque attention.

Les extrémités sentantes des nerfs, ou plutôt les gaines qui les recouvrent, peuvent être dans deux états très-différents. Tantôt les bouts extérieurs du tube éprouvent une constriction forte et vive, qui repousse en quelque sorte le nerf en lui-même; tantôt ils se relâchent, et lui permettent de s'épanouir en liberté. Ces deux états, à raison soit de leur degré, soit de l'importance ou de l'étendue des organes qui en sont le siège primitif, se communiquent plus ou moins à tout le système nerveux, et se répètent, suivant les mêmes lois, dans toutes les parties de la machine vivante. Comme ils apportent une gêne considérable dans les fonctions, ou leur donnent au contraire une grande aisance, on voit facilement pourquoi il en résulte des perceptions si diverses. Quand ils sont faibles et peu marqués, ils ne produisent qu'un sentiment de malaise, ou de bien-être : quand ils sont prononcés plus fortement, c'est la *douleur*, ou le *plaisir*. [...]

Les sensations de plaisir sont celles que la nature nous invite à chercher : elle nous invite également à fuir celles de la douleur. Il ne faut cependant pas croire que les premières soient toujours utiles, et les secondes toujours nuisibles. L'habitude du plaisir, même lorsqu'il ne va point jusqu'à dégrader directement les forces, nous rend incapables de supporter les changemens brusques que les hasards de la vie peuvent amener. De son côté, la douleur ne donne pas seulement d'utiles leçons : elle contribue aussi plus d'une fois à fortifier tout le corps ; elle imprime plus de stabilité, d'équilibre et d'aplomb aux systèmes nerveux et musculaire. Mais il faut toujours, pour cela, qu'elle soit suivie d'une réaction proportionnelle; il faut que la nature se relève avec énergie sous le coup. C'est ainsi que le malheur moral augmente la force de l'âme, quand il ne va pas jusqu'à l'abattre. Il ne se borne point à faire voir sous des points de vue plus vrais, les hommes et les choses; il élève encore et trempe le courage dans lequel nous pouvons trouver presque toujours, quand nous savons y recourir, un asile sûr contre les maux de la destinée humaine.

Pierre-Jean Georges Cabanis,
Rapport du physique et du moral de l'hommme, 1798

Le chirurgien de la Grande Armée

Larrey participa à toutes les campagnes napoléoniennes. Il forgea son expérience sur les champs de bataille, parmi les cris et la douleur des blessés. Il livre ici l'observation historique d'un paradoxe : une blessure du cerveau n'est pas douloureuse.

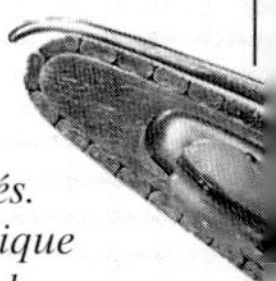

Ce digne soldat de Napoléon avait reçu des mains des Anglais, à cette désastreuse bataille, une balle de fort calibre qui le frappa au côté gauche du front, sur le trajet de la ligne courbe de la région temporale. Ce projectile, après avoir produit tous les orages qui accompagnent ordinairement ces sortes de plaies d'armes à feu, pénétrant dans le crâne, s'était enclavé dans l'épaisseur de l'os frontal, en fracturant sa table interne, mais sans déplacement des esquilles. Cependant il en résulta une exubérance inégale ou anfractueuse qui perçait la dure-mère et blessait le point subjacent du lobe cérébral. Cette compression fut suivie d'hémiplégie du côté droit, de faiblesse notable aux fonctions sensitives et d'aberration aux

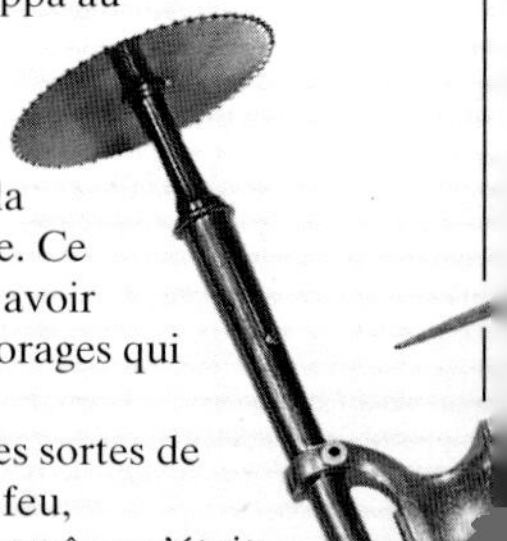

facultés intellectuelles. Il n'avait néanmoins jamais éprouvé de vives douleurs dans le fond de la plaie : ce qui prouve, ainsi que nous l'avons fait remarquer plusieurs fois, que le cerveau lui-même est insensible. Aussi les accidents primitifs étant dissipés, ce militaire reprit son service dans l'un des corps d'infanterie de la garde, où il remplit les fonctions de sous-officier jusqu'à l'époque de sa mort, causée par une phtisie pulmonaire.

Dominique Jean Larrey,
Mémoire sur les effets consécutifs des plaies de tête et des opérations pratiquées à ses différentes parties,
Académie des sciences, 7 avril 1834

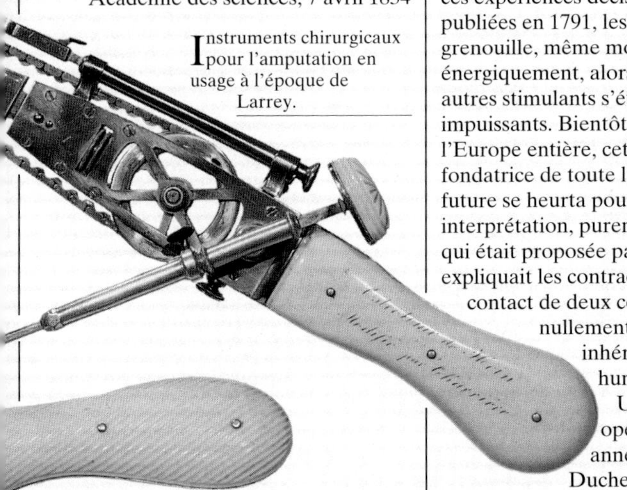

Instruments chirurgicaux pour l'amputation en usage à l'époque de Larrey.

Electricité et médecine

L'électricité médicinale a une histoire fort ancienne puisque, déjà dans l'Antiquité, on connaissait les propriétés du poisson torpille et on l'utilisait pour soulager des douleurs rhumatismales. Mais au milieu du XVIIe siècle, avec la découverte de la bouteille de Leyde, l'emploi de l'électricité statique en médecine a connu un bond en avant, surtout dans le traitement des paralysies et des maladies nerveuses, notamment l'hystérie. [...] Les médecins qui s'en sont occupés [...] ont défini les différentes modalités d'application de cette électricité, par étincelles, en «bain électrique», etc., ainsi que la durée, l'intensité et les principales maladies où elle pouvait être utile. Une seconde étape a été franchie avec la découverte de la «l'électricité animale» par Galvani, électricité produite par un «arc métallique» mettant en contact un muscle et un nerf par l'intermédiaire d'un corps métallique conducteur : dans ces expériences décisives de 1786, publiées en 1791, les muscles de la grenouille, même morte, se contractaient énergiquement, alors même que tous les autres stimulants s'étaient révélés impuissants. Bientôt connue dans l'Europe entière, cette expérience fondatrice de toute l'électrophysiologie future se heurta pourtant à une autre interprétation, purement physique, celle qui était proposée par Volta et qui expliquait les contractions par la mise en contact de deux corps hétérogènes, et nullement par une électricité inhérente au corps humain ou animal. [...] Un tournant fut opéré à partir des années 1850 [...]. Duchenne choisit d'administrer l'électricité obtenue par induction. Il put progressivement avoir accès à tous les services hospitaliers, devenir l'expert auquel on soumettait les cas difficiles, et rassembler ainsi une vaste série d'observations cliniques qui lui permirent d'édifier une théorie de l'«électrisation localisée», et sans lesquelles les innovations techniques qu'il avait imaginées auraient été de peu de prix [...]. Ses innovations reposaient

[…] moins sur le choix d'un nouvel appareil ou d'un nouveau type d'électricité que sur la conviction qu'on pouvait maîtriser parfaitement cet agent particulièrement puissant, et le diriger exclusivement là où on voulait agir, en épargnant les tissus sains : «Diriger et limiter la puissance électrique dans chacun des organes, sans piquer ni inciser la peau, tel est le but de cette nouvelle méthode […].» Duchenne utilisait la faradisation dans une gamme de maladies assez vaste, parmi lesquelles on peut relever la sciatique, les douleurs rhumatismales, la névralgie faciale, les douleurs hystériques, l'angine de poitrine. Il la considérait comme un stimulant […] à appliquer directement sur l'endroit douloureux […]. Cette «fustigation électrique» agissait selon lui comme méthode perturbatrice, et la faradisation, qui pouvait être graduée et ne provoquait pas les escarres de la cautérisation, pouvait être renouvelée plusieurs fois jusqu'à la guérison complète […]. A la différence de certains de ses devanciers en électrothérapie, Duchenne ne prétendait pas tout guérir et faisait de ses échecs ou des améliorations très limitées qu'il obtenait parfois des éléments de connaissance de la pathologie, traitement et exploration sémiologique par la faradisation représentant alors les deux faces d'une même technique. C'est à ce titre que Duchenne de Boulogne a été considéré comme un des fondateurs de la neurologie, et Charcot, Vulpian et bien d'autres ont su travailler avec lui et reconnaître les mérites de celui qui, sans titre universitaire autre que son diplôme de médecin, était en train de créer une nouvelle spécialité médicale. […]

L'électrothérapie dans les années 1860-1880, qu'elle soit galvanique ou induite, soulageait effectivement un certain nombre de douleurs, surtout de type névralgique, alors même que les processus par lesquels elle agissait efficacement restaient incertains. Un nombre considérable d'ouvrages et de manuels d'électrothérapie virent le jour dans différents pays, des trousses comme celles de Trouvé et des appareils portatifs furent conçus sans pour autant que l'électricité médicale devienne une spécialité à part entière, reconnue institutionnellement. Par ses origines, elle restait tributaire d'aspects techniques qui, dans le système d'enseignement médical en France, avaient moins de prestige que les disciplines fondamentales, théoriques et abstraites, et de toute façon ne pouvait permettre de faire carrière. L'électrophysiologie […] était moins développée en France que dans les pays germaniques, de même que l'installation de laboratoires de physiologie expérimentale y était notoirement insuffisante, au dire de Claude Bernard, dans son *Rapport sur progrès de la physiologie en France* de 1872. A ces problèmes structurels, il faut relier la question des rapports entre facultés de médecine et facultés de science, dont la distribution des chaires et des disciplines recouvrait le vieux clivage entre science et art : c'est tout le problème de l'émergence de la biophysique et de la biochimie et de leur place institutionnelle qui se joue à travers la question de l'électrophysiologie et de l'électrothérapie, bien que, traditionnellement, la chaire de «physique médicale» ait pu inclure cet enseignement.

L'électrothérapie avec les courants à haute fréquence, dénommée «darsonvalisation» en attendant le terme plus large de diathermie utilisé vers 1920, commença à être expérimentée à l'Hôtel-Dieu en 1892, dans le service du Dr Georges Apostoli, en gynécologie, sur trente-quatre malades dont douze atteintes de fibromes. Si le courant à haute fréquence ne semblait pas faire régresser les fibromes, en revanche, il signalait qu'«il exerce une action très nette sur le symptôme douleur; cette action s'affirme dès les premières séances, et le plus souvent immédiatement dès la fin de la séance», concluant : «C'est jusqu'à présent le médicament par excellence de la douleur, et, comme tel, s'il ne saurait faire table rase des applications faradiques et galvaniques qui ont fait leur preuve, c'est toutefois une arme de plus, et la gynécologie conservatrice ne peut qu'accepter tout ce qui tend à élargir et à fortifier son domaine.» L'intérêt de ce moyen de lutte contre la douleur dépassa bientôt la gynécologie pour concerner la plupart des «maladies douloureuses».

Avec d'Arsonval, le rêve de maîtrise d'un agent matériel particulièrement puissant et redoutable, qui avait été passionnément poursuivi par Duchenne de Boulogne, trouvait une concrétisation éclatante; avec lui, le divorce entre électrophysiologie et électrothérapie était dépassé, ainsi que les clivages entre applications techniques industrielles et recherche fondamentale [...].

R. Rey, *Histoire de la douleur*,
La Découverte, 1993

<u>Douleur et hystérie</u>

Pour les patients atteints de douleurs sans lésion apparente, la reconnaissance du statut douloureux est parfois difficile. Au regard des connaissance actuelles, l'observation de Charcot qui suit correspondrait peut-être plus à une douleur neurogène séquellaire qu'à une hystérie.

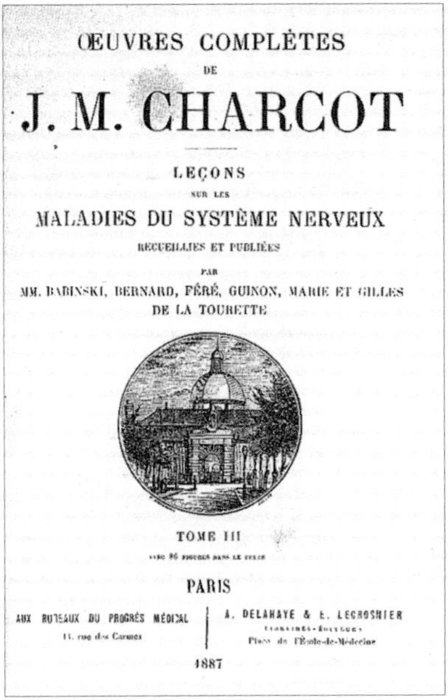
ŒUVRES COMPLÈTES
DE
J. M. CHARCOT

LEÇONS
SUR LES
MALADIES DU SYSTÈME NERVEUX
RECUEILLIES ET PUBLIÉES
PAR
MM. BABINSKI, BERNARD, FÉRÉ, GUINON, MARIE ET GILLES DE LA TOURETTE

TOME III
AVEC 86 FIGURES DANS LE TEXTE

PARIS
AUX BUREAUX DU PROGRÈS MÉDICAL
14, rue des Carmes
A. DELAHAYE & E. LECROSNIER
LIBRAIRES-ÉDITEURS
Place de l'École-de-Médecine
1887

La leçon d'aujourd'hui sera consacrée à vous démontrer que cet homme vigoureux placé devant vous est un hystérique, que l'affection douloureuse de la hanche dont il se plaint depuis près de trois ans – affection survenue à la suite d'un traumatisme et qui le met depuis cette époque dans l'impossibilité d'exercer sa profession – relève de l'hystérie, et que, par conséquent, il s'agit là d'une maladie *sine materia* pouvant guérir, et non d'une maladie organique grave de la jointure entraînant après elle, à peu près nécessairement une infirmité incurable. [...]

La douleur présente des modalités spéciales; à la vérité, comme dans la coxalgie vraie, elle occupe simultanément la hanche et le genou, et présente une exacerbation à la suite de la percussion de la hanche, du genou ou du talon ; mais de plus, […] elle s'étend à la peau qui correspond à la jointure, empiète au-dessus du ligament de Poupart, remonte sur la partie inférieure de l'abdomen et occupe même la fesse. C'est donc, pour une part, une douleur superficielle, résidant pour ainsi dire dans la peau, de telle sorte que le pincement de la partie du tégument externe qui recouvre la jointure et quelquefois beaucoup plus douloureux qu'une pression même intense exercée profondément sur cette région. La nuit, les individus atteints de coxalgie organique sont assez souvent réveillés par des tressaillements douloureux (*starting pains*) du côté de la hanche; ceux atteints de coxalgie hystérique, au contraire, peuvent bien être tenus éveillés par la douleur; mais une fois endormis, ils ne sont pas réveillés par elle.

Le mode de développement de l'affection et son mode d'évolution peuvent, eux aussi, fournir des caractères très importants : chez les hystériques, elle peut survenir tout à coup, et disparaître de même, le plus souvent à la suite d'une impression morale; ou bien encore le sujet a des attaques convulsives, et c'est peut-être à la suite d'une de celles-ci qu'il présente sa coxalgie, etc., etc.

Il y a là, Messieurs, il ne faut pas le dissimuler, des nuances bien délicates; aussi, dans les cas difficiles, sera-t-il nécessaire de recourir, ainsi qu'on le conseille depuis tantôt trente ans, à l'emploi du chloroforme qui permettra se constater si, oui ou non, la jointure est le siège de lésions matérielles; et encore […] que dans les coxalgies organiques récentes l'examen au moyen du chloroforme ne laissera soupçonner aucune lésion […].

Vous voyez, Messieurs, qu'en somme le diagnostic entre la coxalgie hystérique et la coxalgie organique présente des difficultés fort sérieuses, et de fait, dans presque tous les cas où j'ai été appelé à intervenir pour des cas de cette espèce, j'ai vu médecins et chirurgiens fort embarrassés les uns et les autres.

Après ces préliminaires, je reviens à mon malade, chez lequel je crois pouvoir affirmer la nature purement hystérique de la coxalgie dont il souffre depuis bientôt 3 ans.

C'est un homme de 45 ans, nommé Ch..., père de sept enfants, qui ne présente pas d'antécédents morbides, soit héréditaires soit personnels, dignes d'être notés. Il a servi comme zouave pendant 7 ans et n'a jamais été malade pendant ce temps-là; il n'a notamment jamais éprouvé, à aucune époque de sa vie, de crises nerveuses ni de manifestations rhumatismales.

Il exerce le métier de scieur de long et travaille à la machine dite scie droite, au service de l'une de nos grandes Compagnies de chemin de fer. Le 13 mai 1883, il a été victime d'un accident : la bielle de la machine à vapeur située au-dessous de l'endroit où il travaillait, a violemment heurté le plancher sous ses pieds, et il a été projeté en l'air à une hauteur de 2 ou 3 mètres, assure-t-il. Il ne perdit pas connaissance, mais ressentit une douleur vive accompagnée d'engourdissement du membre, celui-ci lui semblait, dit-il, à la fois *douloureux* et *absent*. Il put faire quelques pas cependant; on le transporta chez lui; il resta deux mois au lit, ayant, dit-il, dans les premiers temps, le membre gonflé; au bout de cette période, il commença à marcher avec des béquilles, puis il ne se servit plus que d'une canne; il y a plus d'un an que son état est demeuré ce que vous le voyez aujourd'hui.

Jean Martin Charcot, *Œuvres complètes*, «Leçons sur les maladies du système nerveux», 1887

Un adage en médecine : «Premièrement ne pas nuire»

Le chirurgien René Leriche montre, à travers la tragique odyssée d'un malade, que cet adage n'est pas toujours suivi. La médecine ici fut impuissante à guérir la douleur.

Un cultivateur de quarante-cinq ans, toujours bien portant jusqu'en 1919, ayant fait la guerre aux armées sans être blessé, est atteint, en mars 1919, d'un panaris de l'annulaire droit. Après une incision de la gaine, l'infection persistant, on enlève le doigt, et la guérison est rapide. Le malade reprend son travail, ne se ressentant plus de rien. Un mois plus tard, deux mois après la désarticulation, il commence à souffrir au niveau du quatrième espace interosseux, contre le quatrième métacarpien. On lui enlève alors la tête du quatrième métacarpien, ce qui le soulage quinze jours, puis la douleur reprend, avec adjonction de phénomènes vasomoteurs diffus. Bientôt, la douleur s'étend à l'avant-bras, au bras, au cou, à la racine du membre du côté opposé : elle est surtout une sensation de rétraction douloureuse du doigt de la paume de la main, de la main sur l'avant-bras, de l'avant-bras sur le bras, avec hyperesthésie cutanée diffuse.

En septembre 1919, le malade m'est adressé par un neurologiste, le docteur Gonnet, de Saint-Etienne, qui constate chez lui le développement rapide de phénomènes sympathiques et m'écrit : «Je ne crois pas qu'il s'agisse de névrite ascendante, puisqu'il n'y a aucun signe de névrite tels qu'atrophie notable, paralysie, troubles de la sensibilité objective. Je ne crois pas non plus que le cas soit de nature purement psychopathique, bien qu'il intervienne un élément de cet ordre. A mon avis, il s'agirait plutôt de névralgie réflexe, ayant son point de départ dans l'irritation des filets nerveux cantonnés dans la cicatrice.»

L'état du malade était alors typique : ses douleurs s'accompagnaient de crises de sudation et de cyanose de la main, avec quelquefois un mouvement de rétraction des muscles de l'avant-bras. Mais les phénomènes ne dépassaient pas le coude. Mon ami Santy lui fait, à ma demande, une sympathectomie périhumérale. Elle donne huit jours de sédation, puis les troubles reprennent et le malade quitte Lyon.

Et voici la suite de son odyssée : en octobre 1920, il est à Avignon, où l'on désarticule la main. Les douleurs redoublent, et l'on ampute l'avant-bras. Les douleurs reparaissent. Le malade s'en va, et, en novembre 1921, il est à Grenoble, où l'on ampute au-dessus du coude, puis, peu après, au milieu du bras. Et les douleurs restent les mêmes. En 1922, cette épave de la chirurgie vient me retrouver pour me demander de lui désarticuler l'épaule : il est maigre, il a le visage douloureux, lassé, la peau sèche, les yeux brillants qu'ont tous ces malheureux. Je ne sais que faire. Je refuse de le désarticuler. Je songe à une radicotomie postérieure n'ayant pas encore appris par expérience que cette opération est, elle aussi, inefficace dans ces cas. Mais instable, il me quitte, et je n'en ai plus entendu parler.»

René Leriche,
Chirurgie de la Douleur,
éd. Masson,
1937

René Leriche : un précurseur

Dans Chirurgie de la douleur, *publié en 1937, sont regroupées vingt leçons données à la chaire de médecine du Collège de France. Leriche y retrace les expériences de sa longue carrière et entreprend notamment la critique des approches physiologique ou littéraire de la douleur, qu'il tente de cerner non pas en tant que symptôme, mais comme une maladie à part entière.*

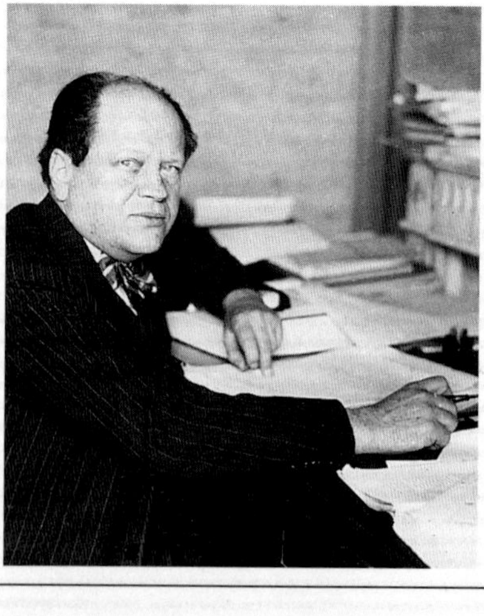

La douleur vivante

La douleur est de tous les jours dans le corps de l'homme, […] la médecine l'a trop exclusivement étudiée, comme elle fait des choses mortes, par autopsie et coupes microscopiques […].

Par un effort soutenu d'analyse objective, elle en a fixé, dans tous les détails, la valeur clinique. Elle l'a située dans la maladie, et dans le même moment trouvait d'heureuses mesures pour la soulager. Puis, comme il était nécessaire, elle a recherché, avec une méthode éprouvée, les chemins compliqués par où passe, subtil et insaisissable, cet influx banal et incolore qui deviendra, dans les centres, une sensation terriblement colorée. On ne changera plus rien, sans doute, aux déterminations qu'elle a faites. Il est sorti, de ces études, un schéma, valable en toutes circonstances, de l'appareil de la douleur avec ses récepteurs, ses fibres conductrices, ses centres élaborateurs et une fonction standard.

Mais, ce faisant, la médecine semble avoir oublié que le jeu de cet appareil, étiré au travers les tissus jusque dans la moelle et le cerveau, devait être soumis aux reflets perpétuellement changeants des mouvements de nos humeurs, aux contrecoups des variations du flux et du reflux sanguin. Elle l'a vu hors de la vie, hors de nos personnalités hormonales et vasomotrices, qui, en fait, donnent à toutes les réalités organiques, leur tonalité propre. […]

Et nous ne connaîtrons vraiment la douleur physique, que quand nous saurons ce qui fait l'individuel dans un système morphologiquement le même pour tout le monde, quand nous aurons analysé ce que j'ai appelé plus haut, pour frapper l'esprit, la douleur vivante. […]

L'expérience du chirurgien : la neurotomie

Dès que l'on put opérer avec sécurité, une série d'hommes, dispersés dans le monde, firent individuellement effort pour créer ce qui n'existait pas encore, et, la chirurgie de la douleur est née avec les opérations gassériennes de Horsley, le plus grand peut-être et le premier des chirurgiens de la douleur, avec les premières radicotomies postérieures d'Abbe. Depuis lors, les neurotomies contre la douleur se sont multipliées.
[…]

C'est en 1910 que j'ai abordé pour la première fois la chirurgie de la douleur, en opérant des tabétiques, des parkinsoniens, des malades à radiculites ou à névralgie du trijumeau. Je n'avais, à cette époque, nulle idée de ce que c'était que la douleur, et je ne prévoyais rien du destin que j'allais suivre. Epris de technique, heureux d'essayer des procédés difficiles, je coupai des nerfs, des racines, j'enlevai des ganglions de mon mieux, certes, mais sans l'ombre d'une idée de physiologie. Peu à peu, j'eus l'intuition de l'échec qui m'attendait si je persévérais dans cette voie sportive, et je commençai à deviner le vice fondamental de ma manière de faire. Je compris qu'il fallait adapter la thérapeutique à la pathologie.
[…]

De 1910 à aujourd'hui, j'ai fait pour syndrome douloureux 46 radicotomies ou sections médullaires, 53 neurotomies périphériques, avec ou sans suture immédiate, avec ou sans greffe, 201 neurotomies rétrogassériennes ou gassérectomies et plus de 500 opérations sympathiques.

Et maintenant j'en suis à me demander, si le problème ardu des inconnues de la douleur ne recevra pas un jour sa solution d'une meilleure connaissance du sympathique intramédullaire. Jusqu'ici nous ne nous sommes guère occupés que du sympathique ganglionnaire paravertébral et de ses fibres périphériques, en subissant la tyrannie abusive d'une distinction trop tranchée entre les phénomènes obscurs, difficilement analysables, de la régulation nerveuse, végétative et les faits précis, bien catalogués du système nerveux de la vie de relation. La neurologie traditionnelle délaisse l'étude du système nerveux végétatif, parce que l'aspect clinique de ses dérèglements n'est pas à l'image nerveuse. Cela lui a fait oublier que, dans la vie normale, c'est la vie végétative qui conditionne et règle les mouvements de la vie de relation, même dans le mécanisme de jeu de ses appareils, ou du moins elle a vécu comme si elle ne le savait pas. J'ai le sentiment que ce fut une erreur.

Qu'est-ce que la douleur?

[…] Pour les physiologistes de la sensation, la douleur est plus qu'une coloration affective de la sensation tactile; elle apparaît comme un sens particulier ayant ses récepteurs spéciaux, des excitants spécifiques, des voies de conduction propres.

Pour les médecins qui vivent au contact des malades, la douleur n'est qu'un symptôme contingent, ennuyeux, bruyant, pénible, difficile souvent à supprimer, mais qui, le plus habituellement, n'a pas grande valeur, ni pour le diagnostic, ni pour le pronostic. Le nombre est infime des maladies qu'elle révèle, et souvent, quand elle les accompagne, elle ne sert qu'à nous tromper. Par contre, dans quelques états chroniques, elle paraît être toute la maladie qui, sans elle, n'existerait pas. Malgré cette dure réalité, les médecins disent volontiers que la douleur est une réaction de défense, un heureux avertissement, qu'elle nous met en garde contre les dangers de la maladie, qu'elle est utile, j'allais dire nécessaire. Ils diraient presque que si elle n'existait pas, il faudrait l'inventer.

Je pense tout différemment. Avec toute la conviction d'un homme qui a consacré une partie de sa vie à chercher le soulagement de ceux qui souffrent, je voudrais m'élever contre cette singulière erreur dont je ne comprends pas la persistance, qui n'a pas l'ombre d'une vraisemblance et que l'on objecte parfois au traitement chirurgical de certains syndromes douloureux.

Réaction de défense? Heureux avertissement? Mais, en fait, la plupart des maladies, et les plus graves, s'installent en nous sans crier gare. Presque toujours, la maladie est un drame en deux actes, dont le premier, sournois, se joue dans le morne silence de nos tissus, toutes lumières éteintes, devant que les chandelles soient allumées. Quand la douleur arrive, on en est presque toujours au second acte. Il est trop tard. Le dénouement est déjà en puissance. Il est imminent. La douleur n'a fait que rendre plus pénible et plus triste une situation depuis longtemps perdue.

Réaction de défense? Mais contre qui? Contre quoi? Contre le cancer qui ne fait mal d'habitude qu'au moment où il tue? Contre la tuberculose qui, presque jamais, ne fait souffrir au moment où il serait encore temps? Contre les cardiopathies qui, toujours, cheminent silencieusement? Contre l'ulcère de l'estomac, alors que, trois fois sur quatre, l'ulcéreux qui perfore son ulcère n'a jamais souffert avant d'être menacé de péritonite?

Si la nature avait souci de nous, si elle avait les attentions qu'on lui prête, ce n'est pas quand un calcul du rein ne peut plus partir par les voies naturelles, qu'elle nous avertirait, mais au moment où il n'est que poussière et pourrait aisément s'en aller.

Il faut donc abandonner l'idée fausse de la douleur bienfaisante.

En fait, la douleur est toujours un sinistre cadeau qui diminue l'homme, qui le rend plus malade qu'il ne serait sans elle, et le devoir strict du médecin est de s'efforcer toujours à la supprimer, s'il le peut.

La conception littéraire de la douleur

Puisque je viens de me battre contre un moulin à vent, il y en a un autre qu'il me faut aussi attaquer.

Les philosophes et les poètes ont imposé aux hommes une idée très inexacte de la douleur physique. Oublieux de tous les cris déchirants qui ont rempli de tristesse les mondes et les siècles, ils n'ont cessé de nous répéter que la douleur est un bienfait dans l'ordre moral, qu'elle n'est qu'un mot, et qu'une âme valeureuse est toujours, en définitive, maîtresse du corps qu'elle anime.

Ils ont tellement insisté, en brodant sur des thèmes stoïciens, que nous, médecins, avons presque fini par les croire. Et malgré l'immensité de la douleur qui, depuis le commencement du monde, ne cesse de faire souffrir les hommes dans leur chair, ceux d'entre eux qui n'ont pas encore souffert ne soupçonnent rien de l'infinie profondeur de la souffrance humaine.

[...] J'ai eu la joie, dans ces quinze dernières années, de réussir à prouver que les douleurs, qui survivent à des accidents apparemment consolidés, correspondent à des états circulatoires, osseux et ligamentaires démontrables. J'ai pu lever beaucoup d'hypothèques de simulation. Je suis convaincu que, presque toujours, ceux qui souffrent souffrent bien comme ils le disent, et, qu'apportant à leur douleur une attention extrême, ils souffrent plus qu'on ne saurait imaginer. Il n'y a qu'une douleur qu'il soit facile de supporter c'est la douleur des autres.

Pour celui qui souffre, la douleur physique est une rançon terrible de la perfection lentement acquise d'un de nos sens. Toujours inutile, elle appauvrit l'homme. En peu de temps, elle fait de l'esprit le plus lumineux un être traqué replié sur lui-même, concentré sur son mal, égoïstement indifférent à tout et à tous, constamment obsédé par la crainte des retours douloureux.

[...]

La lutte contre la douleur est une usure. Consentir à la souffrance est une sorte de suicide lent. Car, les grandes douleurs, même quand elles se taisent, ne restent jamais muettes.

Elle est plus vraie, plus humaine, que les vains stoïcismes littéraires des gens bien portants, la plainte étouffée de l'énigmatique M. Teste [...].

Je ne sais quelle était la maladie de M. Teste. [...] Mais ce que je sais bien, c'est que, derrière l'hermétisme tendu de ses mots discrets, se cache une angoisse crispée. Et, sincèrement, je pense que M. Teste a raison contre tant d'hommes de lettres, quand il laisse échapper le cri étouffé de sa souffrance et l'amertume révoltée de la subir.

Tout dans la douleur est subjectif

Ce que nous n'avons personnellement pas éprouvé, nous ne l'imaginons guère, et ce que nous en disent ceux qui souffrent, ne s'adresse qu'à notre imagination. Ils ne se servent que d'images mal inventées pour traduire ce qu'ils ressentent. Leur douleur les brûle. Elle est comme un fer rouge qui vrille dans leurs chairs. Elle les déchire avec une tenaille. Elle tord leurs nerfs. Elle est comme une morsure de chien qui arrache. Et, de toute évidence, ceux qui disent cela, n'ont jamais subi ni morsure, ni tenaillement, ni le supplice du feu. Ils pensent que ce doit être comme cela. Nous faisons comme eux pour un instant, mais nous ne concevons pas la durée de cet enfer, et si nous voulons faire préciser, le malade ne réussit pas à aller au-delà de ces quelques mots. Vous avez peine le plus souvent à lui faire dessiner le contour de la zone de sa douleur, et, si vous insistez, il vous répond : Je ne sais plus.

Quant à vous, vous avez beau regarder, toucher du doigt. Vous ne voyez rien. Vous ne sentez rien, car, rien dans la douleur n'est accessible à vos sens. Devant elle, tant que nous restons bien portants, nous demeurons au seuil de l'inconnaissable. [...]

Douleur-maladie et douleur de laboratoire

C'est de cette douleur, maladie et non symptôme, que j'entends vous parler. Souvent, elle n'a pas de support anatomique bien déterminé. Fréquemment, aucune lésion d'organe ne la véhicule. La maladie et son expression se consomment dans le système nerveux. Localisée en apparence, elle atteint pratiquement tout l'individu.

Son origine, ses causes provocatrices apparentes sont parfois extrinsèques. Mais, en fait, tout en elle est intérieur.

[...]

En fait, devant l'homme qui souffre, le médecin se sent impuissant à

l'analyse, et seule, le plus souvent, la topographie de la douleur peut lui servir à en comprendre la genèse.
[...]

Topographies de la douleur

Voici un homme qui est entré, sans cause, il y a quelques années, dans la maladie par un subit éclair de douleur au niveau des dents de la mâchoire inférieure. Au début, les élancements assez rares étaient strictement localisés au maxillaire. La pression dans l'intervalle des crises, d'ailleurs très brèves, était douloureuse sur le menton en un point précis, et c'était tout. En dehors de cela, il n'était pas malade. Puis, les crises se sont répétées à l'occasion d'un rien, d'une secousse de toux, d'un éternuement, d'une parole, d'un repas. Elles sont devenues plus fréquentes. Peu à peu, la douleur a paru s'étendre : la joue, l'angle naso-génien ont bientôt participé à la crise : la pression près de la narine, et sous le rebord orbitaire, est devenue, par instants, désagréable. De mois en mois, d'année en année, les crises ont été plus nombreuses, plus sévères. Maintenant, tout ce qui exige un mouvement des lèvres et de la face suffit à la provoquer.

Regardez-le : tandis que vous lui parlez, il est là, à vous écouter, tranquille, normal, mais un peu préoccupé cependant. Soudain, il s'immobilise : elle est là. Le visage se crispe. Il s'y peint une terrible expression de douleur, de douleur triste. Les yeux se ferment, la face se fronce, le masque grimace. Et aussitôt l'homme plaque sa main sur sa joue, la bloque contre le nez, se le frotte parfois avec vigueur, ou plus souvent, demeure figé dans sa douleur qui semble tout arrêter en lui. Elle arrête tout, en effet, et vous-même, vous vous immobilisez, n'osant plus faire un geste, vous retenant même de parler. Au bout de quelques secondes, la détente se produit. La crise est finie. Mais la douleur a été si terrible que le malade vit dans la crainte toujours renaissante de son retour inopiné. [...]

Demandez-lui où il souffre : la douleur est de la mâchoire inférieure, mais d'un seul côté. Effleurez la peau d'un doigt léger, aussitôt vous la provoquez et elle s'accompagne de tics impressionnants. Elle s'arrête au milieu du menton et ne va pas plus loin. Elle ne s'étend pas aux dents du côté opposé. Si elle atteint la mâchoire supérieure, il en va de même : elle s'arrête net sur la ligne médiane. Sur les côtés, elle respecte le lobule de l'oreille et l'angle de la mâchoire. Regardez maintenant une planche d'anatomie figurant le territoire du trijumeau. La douleur a rigoureusement la topographie du nerf, et elle ne s'en évade jamais, même si la maladie dure quinze ans, vingt ans et plus.

Algie fixe et fixée, immuable dans son dessin, elle est le type de la douleur qui se consomme dans le territoire d'un nerf du système cérébro-spinal. Et le fait est qu'elle guérit complètement si l'on coupe le trijumeau en bonne place.

Voici un type tout différent. Cet homme s'est fait, un jour, une minime blessure à l'index, tout près de l'articulation phalango-phalangienne, au bord du tendon fléchisseur. L'accident a été sans importance, mais huit jours ne sont pas passés, que le doigt est devenu le siège d'un agacement douloureux, qui peu à peu s'accuse. Bientôt, toute la paume de la main est en feu. Et la douleur croît en étendue et en intensité, sans quitter son siège primitif. Au bout d'un mois, le poignet est aussi douloureux que la main et que l'index. Celui-ci s'affine, devient lisse, rosé, perd ses plis normaux et le malade le protège sans cesse. Bientôt, la douleur s'étend à l'avant-bras : elle fait tache d'huile, parfois plus en avant qu'en arrière. Le coude se prend, puis le bras. Et finalement, en quelques mois, tout le membre supérieur est le siège d'une brûlure indicible qui ne laisse aucun repos. Et de plus, il est tout entier hyperesthésique : le moindre frôlement provoque un redoublement de douleur. La main est froide et moite. Elle laisse à celui qui la prend une odeur fade au bout des doigts. Les bruits du dehors, les émotions, le vent, une porte qui claque, tout redouble la souffrance et le malheureux, qui, jusqu'au moment de son accident, était gai et insouciant, devient un être inquiet, angoissé. Sa maladie lui impose un caractère qui n'était pas de lui. Et le voici terré dans sa douleur qui progresse quoi qu'on fasse. Le cou, la nuque deviennent douloureux, quelquefois le côté opposé; parfois la pupille est en myosis, l'oreille est brûlante, et j'ai vu s'ajouter des crises angineuses à ce sinistre tableau.

Essayez de fixer la topographie de cette douleur envahissante. Elle ne correspond à aucun territoire nerveux déterminé. Elle n'est ni du médian, ni du cubital, ni du plexus. Elle n'est pas radiculaire. Cependant, les nerfs et les racines sont douloureux au doigt. Diffusante, elle s'évade sans cesse du lit dans lequel elle paraissait couchée. Autrefois, on disait névrite ascendante. C'était préjuger de la question. C'est une algie diffusante, ce n'est pas une névrite : les nerfs de la région mis en culture ne donnent lieu à aucun développement microbien. Et, vous pouvez couper, chez ceux qui en sont atteints, tous les nerfs périphériques que vous voudrez, sectionner le plexus brachial, couper des racines postérieures : la douleur ne cessera pas, et probablement elle en sera aggravée.

<u>Les deux douleurs</u>

Tout, en somme, oppose entre elles les deux douleurs dont je viens de parler :

L'une est fixe, l'autre instable.

L'une ne s'accompagne d'aucun symptôme en dehors de la zone du nerf atteint; dans l'autre, il y a des troubles vasomoteurs, trophiques, parfois des phénomènes oculo-pupillaires.

L'une est sensible à des influences locales, mais ce qui se passe à distance ne la provoque pas; l'autre est exagérée par tout ce qui se passe hors de l'individu :

La tonalité affective des deux types n'est pas la même. L'une laisse l'homme intact, l'autre le déséquilibre tout entier.

Opérez un homme atteint de névralgie du trijumeau, dès le lendemain, il se sentira guéri, le sera pour toujours et il se trouvera heureux. Opérez un malade de l'autre type. Ne soyez pas trop vite satisfait de vous-même. Avant vous, il était comme traqué par sa douleur. Il avait pris, du fait de sa maladie, un tempérament de prédisposé, un pli de tristesse qui est un des symptômes satellites de sa douleur. Après votre intervention, même soulagé, il demeurera hypersensible, préoccupé, donnant à ceux qui le voient l'impression qu'il ne veut pas guérir. En fait, il n'est pas guéri complètement. Et, pour un rien, pour un chagrin, pour un choc sans importance, atteignant le membre autrefois douloureux, pour une piqûre au voisinage, les douleurs vont reparaître.

René Leriche,
Chirurgie de la douleur,
éd. Masson, 1937

Pour un traitement global de la douleur

Soulager la douleur est l'un des devoirs du médecin. Mais il est encore des douleurs sous-estimées ou mal traitées – de l'enfant, des victimes du sida ou du cancer. Si les modèles de prise en charge pluridisciplinaires s'imposent, l'acceptation du psychiatre ne va pas toujours sans difficultés. Les conférences de consensus, qui réunissent tous les acteurs et font le point des pratiques à suivre, tout comme le Plan douleur jettent les bases d'un accès aux soins homogène.

Les devoirs du médecin

En toutes circonstances, le médecin doit s'efforcer de soulager les souffrances de son malade, l'assister moralement et éviter toute obstination déraisonnable dans les investigations ou la thérapeutique. […]

Devant le malade douloureux, l'incurable ou le mourant, le médecin obéit à un double impératif : assurer le contrôle de la douleur et la prise en charge psychologique. L'intervention du médecin ne peut se réduire aux seuls actes techniques qui mettent en jeu sa compétence et son expérience. Il aura une écoute attentive, de la compréhension, de la discrétion et manifestera tout ce que lui dictent sa conscience et son humanité.

L'approche du patient ayant une douleur aiguë ou celle du malade douloureux chronique, évoluant déjà depuis plusieurs mois ou même années et dont l'histoire est parsemée d'échecs thérapeutiques, demande au praticien une attention particulière pour évaluer la douleur et décrypter l'expression de la souffrance. L'importance de l'entretien initial doit être soulignée.

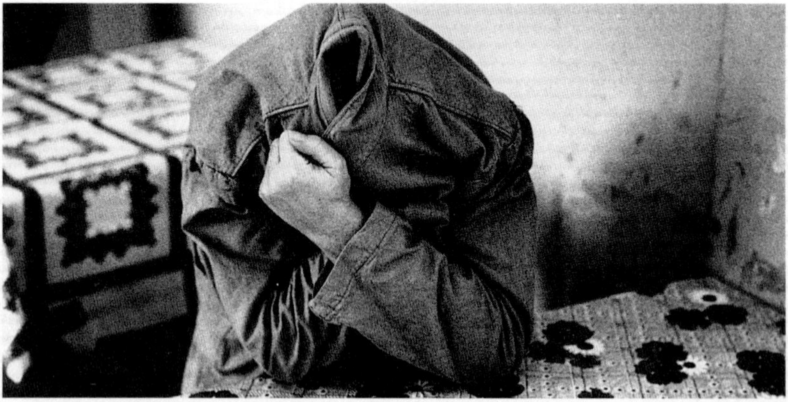

Certains repères méritent d'être cités : le praticien doit montrer au malade qu'il reconnaît la réalité de sa souffrance, lui faire exprimer les interprétations qu'il a pu faire du discours médical antérieur, ne pas se présenter comme «le sauveur» d'une situation que le malade considère comme désespérée, éviter certains préjugés en faveur d'une organicité ou d'une cause psychologique systématique ou de la recherche par le malade d'un avantage économique : donner sur «son mal» au patient toutes les précisions qu'il sollicite, ses causes et leurs conséquences, dans un langage clair et adapté à son niveau de compréhension.

La démarche étiologique est l'étape suivante : elle demande une réflexion clinique approfondie et le recours à des investigations complémentaires accompagnées d'un traitement simultané de la douleur.

Ce traitement de la douleur fait appel à des moyens thérapeutiques variés, dont la mise en œuvre est actuellement bien codifiée : médicaments antalgiques et co-analgésiques, techniques anesthésiques et neurochirurgicales, kinésithérapie, etc.; l'emploi de stupéfiants tient une place importante.

Les obstacles, de principe ou pratiques, à la prescription adéquate d'antalgiques doivent finir de tomber, sans pour autant que soient favorisés des abus ou détournements à des fins de toxicomanie. L'aménagement du carnet à souches, l'assouplissement de la délivrance des stupéfiants ne suppriment pas les risques auxquels sont exposés médecins et pharmaciens, mais [ils] doivent prendre toutes dispositions pour faciliter le traitement des malades qui en ont besoin.

Code de déontologie
de l'Ordre national des médecins,
article 37

La douleur de l'enfant encore oubliée dans plus de la moitié des cas

La prise en charge de la douleur de l'enfant malade reste oubliée, négligée ou mal traitée dans la moitié des cas […]. Premier constat de cette enquête, la plus vaste jamais menée en France avec 91 services médicaux publics et privés étudiés dans différentes régions : pour traiter la douleur, il faut l'évaluer. Or, si les médecins disposent depuis une dizaine d'années de méthodes fiables permettant de l'apprécier, même chez les tout-petits qui ne savent pas encore parler, seuls 15% des établissements y ont recours. Quant aux méthodes destinées aux plus grands, leur utilisation n'est effective que dans environ 40% des services.

[…] Près de la moitié des services de chirurgie n'utilisent jamais de morphine. Et les pompes d'analgésie, contrôlées par le patient, sont rarement mises à la disposition des enfants.

Les mêmes disparités sont observées pour les endoscopies bronchiques ou digestives. Réalisés sous anesthésie chez les adultes, ces gestes sont encore parfois effectués sur des enfants ou des nourrissons... sans aucune anesthésie.

[…] Cette insuffisance «peut sans doute s'expliquer par une culture encore faible dans ce domaine». Le problème, c'est que cela se traduit souvent par «un déni de la douleur, une confusion fréquente entre la complexité d'un acte chirurgical et la douleur qui en résulte (un geste simple étant considéré comme peu douloureux), par l'ignorance de certaines possibilités thérapeutiques (analgésie contrôlée par l'enfant) et par une réticence à prescrire des morphiniques».

Propos recueillis auprès
du Dr. D. Annequin,
Hôpital Trousseau, Paris,
12 novembre 1998, AFP

La douleur des sidéens est sous-estimée et sous-traitée.

Une étude française [...] rapporte que le symptôme «douleur», fréquent chez les sidéens, est largement sous-estimé et sous-traité.

Présent chez 62 % des patients, il n'est pris en considération et en charge que chez moins de la moitié. La mauvaise appréhension de ce symptôme par le corps médical semble en première ligne parmi les facteurs expliquant ce phénomène.

Tandis que la recherche clinique a été intensive ces quinze dernières années pour les patients infectés par le VIH, la douleur et son contrôle thérapeutique n'ont commencé à être étudiés que récemment. On estime que ce symptôme existe dans de 30 à 80 % des cas, mais ce dans des études monocentriques, pour des patients au sida évolué ou au stade terminal de l'affection ou encore dans ses travaux rétrospectifs.

Quotidien du Médecin, n° 5978, lundi 6 janvier 1997

Ce qu'il faut savoir sur la fibromyalgie

Douleur diffuse à l'ensemble du corps, enraidissement, fatigue, fatigabilité musculaire : la fibromyalgie, qui touche de 1 à 2 % de la population et qui peut faire douter les médecins et les patients, [...] pose plusieurs problèmes.

1. Les symptômes présentés par le fibromyalgique ne se voient pas : la douleur est un signe presque «incommunicable», tandis que la fatigue générale et la fatigue musculaire, qui caractérisent cette maladie, risquent de n'être pas prises «au sérieux». La fibromyalgie s'accompagne d'un cortège de signes qui, pour l'entourage et les médecins, peuvent apparaître bénins et négligeables, qu'il s'agisse de céphalées, de troubles du sommeil ou d'un côlon irritable...

2. L'examen clinique révèle peu de signes objectifs; seule la pression de certains points particuliers apparaît douloureuse.

3. La définition médicale de la fibromyalgie peut paraître floue : il n'y a pas d'anomalies objectives sur les radiographies et les examens biologiques sont normaux.

4. La cause ou, plus vraisemblablement, les causes de la fibromyalgie ne sont pas connues. Les mécanismes responsables de la douleur et de la fatigue musculaire ne sont pas élucidés...

5. Dans l'état actuel de nos connaissances, on ne dispose pas de traitement radical.

Propos recueillis auprès du Pr Xavier Le Loët, *Quotidien du Médecin*, n° 6133, mardi 30 septembre 1997

La lutte contre la douleur du cancer : un combat toujours d'actualité

Prendre en charge la douleur est un objectif à part entière, complémentaire des traitements visant à la guérison ou au contrôle du cancer. En 1987, l'Organisation mondiale de la santé définissait une stratégie basée sur une utilisation rationnelle et graduée des antalgiques en fonction de l'intensité des douleurs. L'OMS insistait déjà sur la nécessité d'une évaluation précise et du recours sans crainte aux morphiniques puissants quand ils sont nécessaires. Dix ans plus tard, les mêmes messages ont besoin d'être répétés.

A l'échelle mondiale, le nombre de patients cancéreux ne cesse de croître. Plus de la moitié des nouveaux cas, dont on estime le nombre à 9 millions chaque année, surviennent dans les pays en développement. Dans la plupart des cas, la maladie est diagnostiquée trop tard pour qu'un traitement curatif puisse être instauré. On s'attend à ce que la mortalité par cancer continue d'augmenter dans la plupart des régions du monde, principalement à cause du vieillissement des populations et et de la généralisation du tabagisme.

Les patients ayant un cancer ont besoin d'un traitement contre la douleur à tous les stades de la maladie. On estime qu'un tiers environ des patients subissant un traitement anticancéreux sont confrontés au problème de la souffrance. Chez ces personnes, l'antalgie et le traitement à visée antitumorale sont indissociables. Aux stades les plus avancés de la maladie, plus de deux tiers des patients sont concernés par la douleur somatique. Le soulagement de la douleur et des autres symptômes constitue alors l'objectif principal du traitement.

les mécanismes physiologiques des syndromes douloureux d'origine néoplasique sont multiples. La composante psychologique revêt diverses formes : anxiété, peur, dépression ainsi qu'un sentiment de désespoir. L'objectif du traitement est de soulager la douleur selon les désirs du patient, afin que ce dernier puisse jouir pleinement de l'intégrité physique qui lui reste, jusqu'à l'issue fatale, sans souffrir.

On dispose de moyens variés pour traiter la douleur. Les médicaments, les antalgiques, la neurochirurgie, ainsi que les approches d'ordre psychologique et comportemental, doivent être adaptés aux besoins individuels du malade. […]

L'expérience de terrain acquise dans ce domaine a démontré que les médicaments, s'ils sont utilisés de façon correcte, sont généralement efficaces. Ceci suppose que le médicament approprié soit choisi de façon éclairée, et qu'il soit administré à la dose correcte et à des intervalles de temps adéquats.

Tout traitement bien mené doit commencer par un entretien avec le patient, au cours duquel on lui expliquera sans détours les causes précises des douleurs qu'il ressent. […] L'administration simultanée d'un traitement à visée antitumorale et d'antalgiques ne pose pas de problèmes. Certaines douleurs cèdent facilement à une association d'opioïde et de non-opioïde. Dans d'autres cas, le soulagement est obtenu en associant un corticostéroïde et un opioïde. Les douleurs neuropathiques répondent en général assez mal tant aux analgésiques opioïdes que non opioïdes. Par contre les antidépresseurs tricycliques et les anticonvulsivants donnent parfois de bons résultats. Le fait que les douleurs nerveuses ne disparaissent pas toujours sous l'action des opioïdes doit être connu si l'on veut optimiser le traitement médicamenteux.

Craintes et anxiété sont fréquentes chez les malades atteints de cancer, de même que la dépression. L'anxiété ou les symptômes de dépression sévère peuvent justifier le recours à un médicament psychotrope en plus du traitement antalgique. Une méconnaissance de la composante psychogène peut expliquer le caractère particulièrement rétif de certaines douleurs. […]

Pour des raisons pratiques, on distingue les analgésiques opioïdes convenant pour les douleurs minimes ou modérées de ceux utilisés pour les douleurs modérées à sévères.

[…]

Les analgésiques opioïdes administrés par voie orale procurent un soulagement efficace dans la plupart des cas et sont d'administration aisée. Une bonne compréhension de la pharmacologie clinique de ces médicaments est nécessaire à leur utilisation rationnelle et dans de bonnes conditions de sécurité. […]

La dépendance psychologique, ou «pharmacodépendance», se manifeste par des troubles comportementaux dominés par une irrésistible envie de la drogue à l'usage de laquelle le sujet est asservi, et une préoccupation obsessionnelle pour l'obtenir. Longtemps, la hantise de voir s'installer une dépendance psychologique a mené les médecins et les malades à sous-utiliser les opioïdes. L'expérience clinique considérable acquise dans ce domaine a permis de démontrer que les patients qui reçoivent des opioïdes dans un but de suppression de la douleur ne développent pas de dépendance psychologique. Ceci se vérifie aussi bien chez les enfants que chez les adultes.

Il faut souligner le fait que la prise d'opioïdes peut être interrompue si le traitement anticancéreux fait disparaître la cause de la douleur (par exemple, radiothérapie ou chimiothérapie). Afin d'éviter les symptômes de privation, la posologie doit être diminuée de façon progressive. […]

Puisque chaque malade réagit différemment, il faut choisir le médicament et la dose les mieux adaptés au cas du patient. Il n'existe pas de dose standard à recommander.

Traitement de la douleur, 2e éd., Organisation mondiale de la santé, 1997

Un modèle pour le monde : la «pain clinic» de Bonica

Le congrès de Seattle-Issaquah réunit 350 personnes en mai 1973 (très exactement, le premier symposium international sur la douleur). Il marque un moment essentiel dans l'histoire de la médecine de la douleur, un changement de régime d'une nébuleuse d'intérêts individuels pour la douleur à l'installation d'un monde qui prendra la forme d'une association scientifique, véritable «Internationale de la douleur.» […]

Bonica […] au cours de ses multiples déplacements, est entré en contact avec de nombreux chercheurs, dont Melzack et Wall; dans le cadre de sa propre *pain clinic*, il a instauré une collaboration avec des représentants de la psychologie clinique travaillant sur le même campus dans d'autres départements et il les a amenés à s'intéresser à la douleur […]. Malgré ses efforts incessants, le développement d'une médecine de la douleur n'a guère dépassé le plan de quelques expériences locales, qui plus est difficiles à mettre en relation, et qui souvent s'ignorent mutuellement. Au niveau plus général de la médecine […], le principe même n'en est pas acquis, la douleur n'apparaissant pas comme un problème spécifique. Dès lors, créer un pôle autour de la douleur, un milieu mêlant recherche fondamentale et pratique clinique, permettrait peut-être d'y ancrer cette médecine, de lui donner une meilleure visibilité et de fédérer autour de ses conceptions des individus autrement dispersés, en offrant dans le même temps au groupe des chercheurs une tribune pour attirer de jeunes recrues et des crédits. C'est le pari que fait Bonica. La réunion d'un symposium est un outil privilégié pour réussir une telle opération : cela permet à la fois d'énoncer ce qu'on peut appeler l'idéologie du monde, les grandes lignes autour desquelles il se structure, de faire passer les participants par une expérience commune qui constitue un premier élément sur lequel fonder une appartenance partagée et de donner ainsi aux participants des outils rhétoriques communs qu'ils pourront transporter ailleurs.

D'abord, il faut poser un objectif suffisamment global pour servir d'horizon général à tous et trouver un écho, au-delà des participants, dans la société. Ce sera le soulagement de la douleur. Une personne doit littéralement incarner cet objectif. Ce sera Bonica, à la fois entrepreneur, agent de liaison entre les différentes composantes du monde et emblème des valeurs morales le sous-tendant. Melzack, un des pères de la théorie de la porte, l'établit dans cette position :

«Le docteur John Bonica […] est aux avant-postes de ceux qui se sont centrés spécialement sur la douleur comme problème humain majeur et qui ont provoqué la récente révolution dans la recherche et les approches cliniques de la douleur. Sa fameuse consultation de la douleur de l'école de médecine de l'université de Washington sert de modèle à toutes les consultations de ce type. […]

«La douleur chronique [explique Bonica] est la maladie la plus invalidante et constitue donc un problème de santé et un problème économique tant national qu'international. Bien que des statistiques précises ne soient pas disponibles, des données de sources variées suggèrent que les états de douleur chronique coûtent annuellement au peuple américain de nombreux billions de dollars. Ces coûts comprennent ceux de l'hôpital et des services de santé, de la perte de productivité, des paiements compensatoires et des contentieux. Par exemple, en 1971, le mal de dos à lui seul a coûté aux Californiens 200 millions de dollars.» Enfin, dans l'argumentation de Bonica, se mêlent estimation des coûts et profil de la «carrière» des malades vus dans les *pain clinics* : «Certains des malades adressés à la *pain clinic* de l'université de Washington ont dépensé plus de 25 000 dollars dans les services de santé, ont subi jusqu'à 10 à 15 opérations pour leur problème de douleur chronique et le coût total pour la société pourrait être estimé à la hauteur de 100 000 dollars par malade.» Bonica aborde alors l'échec médical sous-jacent par le biais du coût humain. On retrouve bien la mise en avant d'un vide à remplir sous peine de laisser la place aux charlatans et, finalement, au désespoir :

«Plus important encore est le coût humain. C'est un fait affligeant qu'à cet âge d'avancées scientifiques et technologiques merveilleuses, qui nous ont permis d'envoyer un homme dans la Lune, il y ait encore des centaines de milliers, et en fait des millions, de malades souffrants qui ne reçoivent pas le soulagement auquel ils ont droit. Beaucoup de ces malades sont exposés à des complications iatrogènes du fait de thérapies impropres, y compris une dépendance narcotique, ou subissent des opérations multiples, souvent inutiles et finalement mutilantes. Un nombre significatif d'entre eux abandonnent les soins médicaux et consultent des charlatans qui, non seulement, pompent leurs ressources financières mais souvent font du mal; quelques malades avec des douleurs sévères, intraitables, en viennent à se suicider de désespoir.» […]

Bonica poursuit son argument : des solutions ont commencé d'apparaître ces dernières années pour pallier ces difficultés, prenant souvent la forme d'une collaboration plus étroite entre chercheurs et cliniciens autour des questions de douleur chronique et pour le plus grand bien des malades. Le moyen idéal pour cette collaboration est de prendre appui sur un site particulier, une pain clinic, telle qu'il l'a développée et qu'il va la présenter à Seattle. […]

En 1967, il s'est assuré le concours de suffisamment de chercheurs pour obtenir du National Institute of General Medical Sciences la création d'un centre de recherche en anesthésie à l'université de Washington qui devient un des cinq centres de ce type, réservoir de la recherche pendant dix ans au niveau régional et national, assurant à Bonica une audience nationale en anesthésie. Une part des activités du centre est consacrée à la douleur, spécialement dans ses manifestations chroniques, et les chercheurs engagés dans ces recherches ont les occasions et les moyens concrets de tisser des liens avec les investigateurs cliniciens attachés à la pain clinic qui, elle-même, se développe de plus en plus. Elle constitue la première niche institutionnelle du monde de la douleur abritant recherche, activité clinique et enseignement, à partir de laquelle amorcer une diffusion la plus étendue possible de ses objectifs et de ses principes de fonctionnement. […]

Les malades sont uniquement admis sur demande de leur médecin traitant. […] Soit diagnostic et traitement sont clairs et le malade est renvoyé à son médecin traitant; soit le diagnostic et le traitement sont incertains et le malade est présenté à la conférence hebdomadaire. Cette conférence est – au moins en principe – très solidement préparée. Quatre jours avant, tout le personnel de la clinique de la douleur reçoit une note concernant les malades – généralement deux – qui vont être examinés. Cette note est accompagnée d'une lettre des consultants ayant vu le malade, qui attire l'attention sur les points à discuter. Lors de la réunion, le groupe discute du cas puis reçoit le malade et son conjoint; après quoi, une discussion s'engage jusqu'à ce que soit acquis un consensus quant au diagnostic et à une stratégie thérapeutique. Bonica insiste beaucoup sur la nécessité d'organiser l'espace de telle sorte que, lors des discussions, les membres du groupe soient face à face : «L'expérience a confirmé notre conviction profonde que cette discussion en face-à-face est beaucoup plus efficace et productive pour faire un diagnostic exact et formuler la stratégie thérapeutique appropriée que les communications par lettre ou téléphone ou au travers des efforts indépendants, fragmentés, inhérents à la pratique médicale traditionnelle.» Ces conférences sont, pour Bonica, le pivot de la pluridisciplinarité qu'il veut mettre en place dans la médecine de la douleur.

Isabelle Baszanger,
Douleur et médecine, la fin d'un oubli,
Seuil, 1995

La psychiatrie à l'hôpital

Nous avons en permanence à relever un double défi : le premier volet de ce défi consiste à faire sa place et à être reconnu dans cette spécificité, sans que la demande d'avis psychiatrique ne soit vécue comme un rejet corroborant la signification sous-jacente, «votre douleur est imaginaire». Cette question de place soulève à mon sens le problème du statut du psychiatre dans cette activité de liaison que j'appellerai volontiers moi aussi «alliance thérapeutique de haute sécurité». Tout compte fait, le statut de psychiatre détaché d'un service de psychiatrie classique m'aura permis une collaboration horizontale indispensable, pour que se développe le travail collectif de maturation.

Le deuxième volet de ce double défi concerne notre image, image trop souvent empreinte de dévalorisation. Les débuts à la consultation ne furent pas faciles, mais au bout de quelques mois je m'entendais dire «vous n'êtes pas comme les autres psychiatres, ni aussi fou». Quel jugement! Mais fallait-il en rire ou en pleurer?

Avec le temps, le passage de la demande ponctuelle à l'acceptation de ma présence systématique s'est fait naturellement. Intégration.

Il nous fallait donc convaincre nos interlocuteurs de la façon de poser nos problèmes, de la pertinence de notre mode d'approche. Offrir un certain plaisir à penser les problèmes de santé et les resituer dans l'histoire du sujet, c'est […] être des auxiliaires à penser, voire des messagers de la réalité psychique du sujet. […]

Ainsi s'impose à nous une nouvelle approche psychiatrique pluridisciplinaire prenant en compte l'origine polyfactorielle des troubles, et intégrant les multiples déterminants de la maladie, dans une conception moderne et réunificatrice de l'homme, littéralement psychosomatique. […]

A l'aube du XXIe siècle, la souffrance mentale doit cesser de résonner de murs en murs; la collaboration hésitante, voire même conflictuelle au départ, reste tout à fait féconde, notamment grâce à cette égalité de statut, de reconnaissance mutuelle, au sein de la pluridisciplinarité. Ainsi prend fin l'ère de la colonisation. Le psychiatre doit rester lui-même, sans chercher à jouer au scientifique. Le psychiatre n'est efficace aux somaticiens et aux patients que lorsqu'il exhume, parce que c'est ce qu'on attend de lui, les deuils, les blessures, les renoncements, scandalisant finalement beaucoup moins qu'on ne le pense. La réalité quotidienne de la dégradation organique vient occulter la réalité psychique qui a besoin plus que jamais d'un psychiatre pour qu'il soit possible de la reconnaître et de l'accepter.

R. Boche, CHU de Nantes,
in *Lyon Méditerranée Medical Médecine du Sud-Est*,
tome XXXI, septembre 1995

Comment améliorer la prise en charge de la migraine

«Dans l'immense majorité des cas, rappellent les experts, le diagnostic de migraine ne pose aucune difficulté car les critères cliniques sont désormais très précis.» La prescription d'examens complémentaires, de type scanner, IRM, Doppler, EEG – encore trop fréquente – est inutile, sauf dans les formes atypiques de la maladie.

Ce diagnostic clinique nécessite une consultation longue (de trente minutes à un heure). Une pratique «incompatible avec le prix actuel de la consultation d'un généraliste», estiment les experts, qui plaident pour «une revalorisation de l'acte clinique pour cette pathologie». Un point d'autant plus important qu'ils considèrent que la prise en charge de la migraine devrait se faire essentiellement par les généralistes. […]

De nombreux patients («un tiers, voire la moitié») font une confusion entre les facteurs déclenchants (en moyenne 4 par patient) et la cause de leur migraine, alors que cette dernière est jusqu'à présent inconnue. C'est la raison pour laquelle il n'existe pas de traitement curatif de la migraine, «la bonne gestion des facteurs déclenchants» ne pouvant en aucun cas faire disparaître l'affection comme le croient encore trop souvent les malades. Mais les médecins ne sont pas démunis sur le plan thérapeutique car «une impressionnante panoplie de traitements permet de soulager la plupart des patients et d'améliorer leur qualité de vie». Une information qui doit être communiquée aux patients, car la moitié d'entre eux ne consulte pas, «convaincus de l'absence de traitement efficace». Les moyens disponibles, médicamenteux ou non médicamenteux, permettent aujourd'hui de «diminuer la céphalée migraineuse dans 60 à 80 %, des cas», soulignent les experts, en précisant que «la disparition totale et rapide de la céphalée n'est obtenue au mieux que dans environ 40 % des cas». Ils notent, enfin, que la prise en charge du migraineux nécessite notamment «une grande ouverture d'esprit dans le choix des méthodes thérapeutiques et une implication active du patient dans les décisions thérapeutiques».

Extrait du compte rendu
de la conférence de consensus
sur la prise en charge de la migraine,
Quotidien du Médecin,
n° 6402, jeudi 17 décembre 1998

Kinésithérapie du lombalgique : ce que recommande le consensus

Les recommandations de la conférence de consensus sur «la prise en charge kinésithérapique du lombalgique» […] stipulent que la reprise des activités est l'objectif prioritaire du patient et que les thérapeutiques adjuvantes et les mobilisations actives ont chacune un rôle à jouer.

L'objectif de cette conférence de consensus était d'envisager l'attitude du kinésithérapeute à qui le médecin a confié un patient lombalgique (lombalgie commune), en prenant compte de toutes les connaissances scientifiques. […]

L'objectif actuel du traitement du lombalgique va bien au-delà du soulagement des symptômes puisqu'il faut maintenant envisager d'éviter de passer à la chronicité et aux récidives. C'est avant tout la reprise d'activité qui doit être obtenue. Avoir pour objectif de mobiliser activement, alors que le repos strict a été pendant longtemps observé, passe par la modification des comportements des trois intervenants : patient, médecin, kinésithérapeute.

Le patient doit abandonner sa «kinésiophobie» qui lui interdisait de bouger. Pour cela, il est nécessaire de lui faire comprendre qu'il doit gérer sa gêne et se prendre en charge activement, car il ne va pas «guérir» de sa lombalgie de manière définitive. Le kinésithérapeute a ici un rôle déterminant de mobilisateur. Il peut montrer au patient qu'il peut faire certains mouvements sans souffrir et lui redonner confiance. Il est important que le médecin précise sur sa prescription s'il souhaite obtenir prioritairement une antalgie ou une reprise d'activité.

Extrait du compte rendu
de la conférence de consensus
organisée par l'Agence nationale
d'accréditation et d'évaluation en santé,
sur la prise en charge kinésithérapique
du lombalgique
Quotidien du Médecin,
n° 6397, jeudi 10 décembre 1998

Le Plan douleur

Pendant longtemps, la douleur a été vécue comme une fatalité. L'évolution des connaissances nous donne aujourd'hui des moyens importants, permettant de réduire dans des proportions considérables la douleur des patients. C'est pourquoi une réflexion a été engagée depuis plusieurs années par le ministère chargé de la santé en faveur d'une amélioration de la prise en charge des patients.

I. Le développement de la lutte contre la douleur dans les établissements de santé et les réseaux de soins :

Tout établissement de santé doit mettre en œuvre les moyens propres à prendre en charge la douleur des patients qu'il accueille […]

L'évaluation de la douleur au quotidien devient un impératif. Pour cette raison, chaque professionnel doit être doté d'une échelle visuelle analogique (type EVA) de mesure de l'intensité de la douleur, qui se présente sous forme de réglette.

Ce plan de lutte contre la douleur a également pour objectif de faciliter la prescription et la dispensation de l'ensemble des antalgiques et notamment celles des stupéfiants. C'est pourquoi les ordonnances extraites du carnet à souches sont supprimées à partir du 1er janvier 1999. La prescription d'antalgiques classés comme stupéfiants faite sur ordonnance extraite d'un carnet à souches sera remplacée par une prescription médicale sur ordonnance sécurisée. […]

II - La formation et l'information des professionnels de santé :

2.1.1. - La formation initiale

La douleur fait déjà partie des enseignements obligatoires au cours du 2e cycle d'études médicales. Dans le cadre de la réforme du 3e cycle de ces mêmes études, la formation à la prise en charge de la douleur sera renforcée.

Pour les professionnels paramédicaux pour lesquels l'enseignement est déjà intégré dans leur cursus de formation initiale (tels les infirmiers), la formation à la prise en charge de la douleur sera étendue. Pour les autres professionnels, la prise en charge de la douleur sera introduite dans leur enseignement de base, notamment pour les masseurs-kinésithérapeutes.

Par ailleurs, des sessions de sensibilisation à la prise en charge de la douleur seront programmées dans le cursus de formation des directeurs d'hôpital.

2.1.2 - La formation continue

La prise en charge de la douleur a été retenue comme thème prioritaire pour les médecins en 1998, dans le cadre de la formation médicale continue et intégrée dans le guide de la formation médicale continue hospitalière.[…]

2.2. L'information des professionnels de santé

Les professionnels de santé, comme les usagers, trouveront des informations sur la prise en charge de la douleur dès l'automne 1998 sur le site Internet du ministère à l'adresse «www.sante.gouv.fr.»

III. - La prise en compte de la demande des patients :

Le carnet douleur […] sera remis avec le livret d'accueil à tout patient hospitalisé dès son arrivée afin qu'il soit pleinement informé des possibilités de prises en charge de la douleur. Ce carnet, réalisé par le ministère, sera envoyé aux établissements de santé au courant du 4e trimestre 1998.

[…] De façon à compléter l'information des usagers, la liste régionale des consultations et centres de lutte contre la douleur chronique rebelle […] doit faire l'objet d'une diffusion la plus large possible. Une liste nationale sera diffusée sur minitel 3614 Misasol sous la rubrique «actualité» et sera accessible sur le site Internet du ministère.

Bernard Kouchner,
secrétaire d'Etat à la Santé,
circulaire relative à la mise en œuvre
du plan d'action triennal de lutte
contre la douleur dans les établissements
de santé publics et privés,
22 septembre 1998

L'accouchement, avec ou sans douleur?

«Je vais multiplier tes souffrances et tes grossesses : c'est dans la souffrance que tu enfanteras tes fils» (Genèse, III, 16). Tel est le châtiment d'Eve. Cette acception de l'accouchement, inséparable de la douleur, conçue comme un mal nécessaire, a longtemps prévalu dans nos sociétés. Depuis les années soixante, les progrès de l'obstétrique ou les techniques dites de l'accouchement sans douleur battent en brèche ces conceptions doloristes.

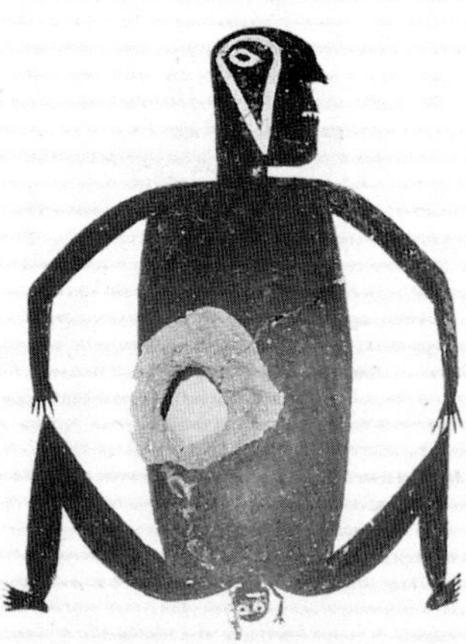

Le mal joli

Le rôle de l'obstétrique classique et plus particulièrement de la sage-femme, qui présidait à la naissance, ne fut jamais de soulager les douleurs de l'accouchement.

Quant à la femme, on espère qu'elle souffrira peu, qu'elle supportera bien ses souffrances; on pense que si tout s'est bien passé, elle n'a pas à se plaindre : elle oubliera vite ses douleurs, «c'est le mal joli, quand il est fini, on en rit». Elle y gagne puisqu'elle est promue au rang de mère et va «posséder» un enfant, qui est la récompense, le prix de son épreuve.

[...] Quelle que soit l'attitude de la femme, victime résigné, victime révoltée ou femelle passive, ce qui domine est l'*insécurité* de sa fonction de génitrice. Tout se trouve réalisé pour que la femme ait *peur*. Peur pour elle même : de la mort, de la déformation, du déchirement, de la séparation, de l'hémorragie, de la douleur, de l'inconnu, de l'abandon, etc. Peur pour l'enfant : de sa mort, de sa malformation, localisée ou globale, notamment celle des membres ou du cœur, de l'idiotie, de rhésus incompatibles, de la substitution d'enfants, etc.

[...] Cette même société qui présente comme douloureux, pénible et dangereux l'acte d'accoucher, valorise simultanément au plus haut degré la maternité. Une femme ne peut rien faire de mieux que de se marier (mépris de la célibataire) et d'avoir des enfants (mépris de la femme stérile). Elle ne se réalise comme femme, elle n'a de prestige pour la société, donc pour elle-même, que si elle a accompli ces fonctions, par ailleurs présentées comme pénibles. Acceptée ou refusée, cette contradiction est toujours présente, inévitable, c'est-à-dire en un certain sens tragique. Celles qui la refusent ou ne peuvent la surmonter, construisent leur vie en marge des normes sociales, et doivent investir leurs énergies dans le travail ou dans l'exercice de la sexualité.

[…] L'accouchement «traditionnel» […] n'échappe pas à cette règle qui veut que le mode d'accouchement soit pour la femme un ensemble de comportements physiques et psychologiques, liés à des représentations sociales concernant la féminité et la maternité […] .

L'accouchement sans douleur

L'accouchement sans douleur (ASD) est avant tout une mise en condition physique et psychique de la future mère, dont les efforts, lors de la mise au monde, doivent prendre le pas sur la souffrance. Aujourd'hui, alors que l'anesthésie péridurale, de plus en plus utilisée, affirme son efficacité, la préparation à l'accouchement s'est généralisée.

L'ASD attaque de front les conceptions doloristes de l'accouchement et ce fut une des raisons de son refus dans certains milieux. Il illustre et fait entrer de manière exemplaire dans le domaine des réalisations les vues de R. Leriche : la douleur n'est jamais un bien, elle doit être combattue partout et par tous les moyens. […]

Les résultats acquis dans le domaine de l'ASD sont consciemment mis en relation avec d'autres critiques opérées et d'autres résultats obtenus dans d'autres domaines. Ce n'est pas par hasard si l'ASD s'est implanté et répandu en France à partir de groupes sociaux qui avaient déjà opéré, principalement dans le domaine politique, une certaine critique historique des valeurs traditionnelles, et déjà construit une représentation dynamique de l'avenir.

Parallèlement se développe aussi une certaine vision idéale des rapports de l'individu, de la nature, et de la société, vision que l'ASD vient à la fois satisfaire et renforcer.

L'activité opposée à l'abandon passif en est un des termes. «On nous demande de faire quelque chose»; «c'est moi qui ai réussi», «je savais ce que j'avais à faire», sont quelques-unes des verbalisations de cette idée : l'effort volontaire a pris la place de la douleur.

D'autre part, des mots comme «dominer», «ne pas se laisser aller», «ne pas perdre le Nord», expriment l'idée de *contrôle*. Les douleurs, les gémissements, les cris de l'accouchement traditionnel sont conçus comme des abandons, des sortes de démissions dans lesquelles les états affectifs, désordonnés et irrésistibles, envahissaient […] toute la conscience et débordaient toutes les conduites. L'ASD donne à l'individu les moyens de dominer au lieu d'être dominé : c'est un apprentissage de la maîtrise.

Plus encore, par ses techniques mêmes, il fait appel aux forces individuelles, il vise à l'*autonomie* : la femme qui sait accoucher n'a plus, en principe, besoin de personne; si une assistance lui est utile, ce n'est nullement sous le signe de la dépendance, au contraire. Les assistants ne feront en définitive appel qu'à des forces qui se trouvent «à l'intérieur» d'elle-même et qu'ils mobiliseront.

Et c'est peut-être par cette conception de l'autonomie individuelle dans la coopération et la solidarité, du contrôle par la raison et la connaissance, de l'activité volontaire et lucide, que l'ASD prend vraiment pour les femmes qui le pratiquent le sens d'une libération.

Claude Revault d'Allones,
Le mal joli : accouchements et douleurs,
Plon, 1976

Douleurs de riches, douleurs de pauvres

Au XIXe siècle, goutte et alcoolisme semblent déverser leur maux sur des classes distinctes : aristocratie trop nourrie et couches populaires urbaines réputées dangereuses. Mythe ou vérité?

Les mystères de la goutte

Parmi les douleurs les plus anciennement attestées dans la littérature médicale, se trouvent celles de la podagre ou de la goutte, souvent présentée comme une maladie de gens riches et trop bien portants. […]

L'accès de goutte se caractérise toujours par une douleur violente du gros orteil, qui peut survenir en pleine nuit, alors même que le malade croit jouir d'une santé parfaite.
«Sans préconiser un traitement abortif de l'attaque, il ne nous semble pas indispensable de laisser souffrir les malades sans chercher à les soulager; on peut même, croyons-nous, abréger la durée de leur accès sans entraîner pour l'avenir de conséquences fâcheuses. […] Maniés avec prudence, les

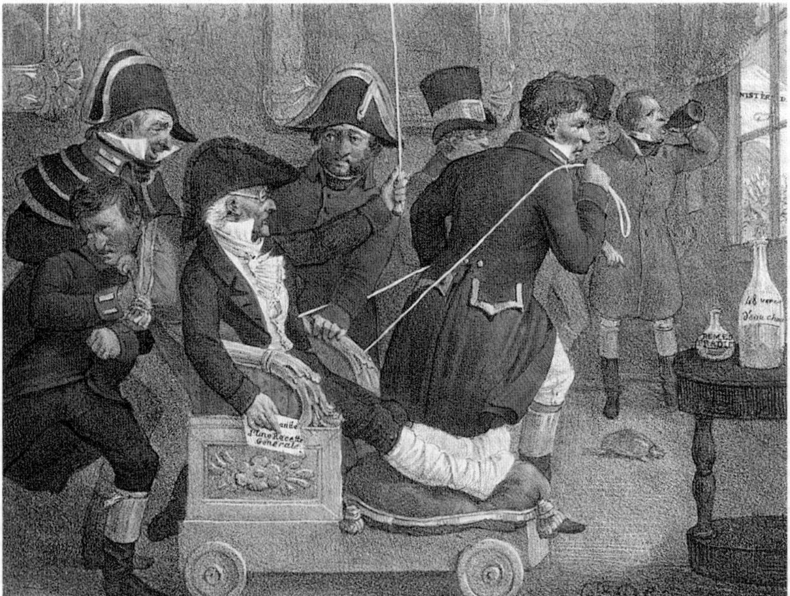

médicaments peuvent grandement atténuer les douleurs des malades et même faire disparaître progressivement la crise sans provoquer la moindre répercussion viscérale.» A la prudence du propos qui pouvait pourtant se prévaloir de l'autorité de Charcot, on mesure à quel point sont tenaces les vestiges de la pathologie humorale, craignant toujours que la goutte ne soit «rentrée», «remontée» ou «rétrocédée» et par là plus difficile à guérir, alors même que l'étiologie chimique paraissait bien établie. Cette opinion prévaut encore au début du XXe siècle, par exemple chez Georges Dieulafoy qui, dans sa clinique de l'Hôtel-Dieu, aux multiples rééditions, se demandait encore s'il fallait «laisser agir la nature» ou intervenir en exposant alors le malade «aux terribles accidents de la goutte remontée».

Pourtant, dès la fin des années 1870, on connaissait des médicaments efficaces : le sulfate de quinine contre les aspects fébriles et inflammatoires, et surtout le salicylate de soude, qui précéda l'aspirine, dont on commençait à apprécier l'efficacité dans le rhumatisme articulatoire aigu [...].

Les malédictions de l'alcoolisme

A l'opposé sociologique de la goutte – mais la thèse de la maladie aristocratique est mise en sourdine au début du XXe siècle –, on pourrait invoquer une classe particulière de névrites particulièrement douloureuses, dont on peut se demander dans quelle mesure elle constitue un «artefact nosologique» : il s'agit des polynévrites périphériques, d'origine toxique, et parmi lesquelles on trouve, entre autres causes, l'alcoolisme, censé frapper surtout les couches populaires. Beaucoup de symptômes de polynévrites, autrefois considérées comme des affections provenant de la moelle épinière, ont été, au début des années 1880, interprétés comme des atteintes périphériques, d'origine infectieuse ou toxi-infectieuse. Des histoires récentes de l'alcoolisme ont montré à quel point la définition d'un type de pathologie pouvait être liée, à un moment donné, à un ensemble de circonstances politiques et culturelles dont, par-delà la prolifération des discours sur le sujet, il faudrait parvenir à mesurer de façon critique le degré de réalité. [...]

La polynévrite d'origine alcoolique, touchant les adultes jeunes entre 30 et 50 ans et surtout les femmes, alors que les hommes étaient réputés s'adonner davantage à la boisson, a pris l'ampleur d'un mythe culturel et social, dont la littérature, par exemple avec Zola, s'est emparée et qu'elle a aussi contribué à construire. Dans la constitution de ce mythe «fin de siècle», sur lequel se sont cristallisées maintes peurs sociales, ont convergé un ensemble de «raisons», pseudo-scientifiques avec le thème de la dégénérescence hérité de Morel, politiques avec l'organisation croissante des couches populaires en milieu urbain, économiques et sociales avec le développement du travail des femmes dans les ateliers et manufactures, et leurs incidences sur la remise en cause du modèle de la femme gardienne du foyer et de la famille. Mais le mythe, s'il ne traduit pas la réalité, exprime à sa façon une vérité qui éclaire les soubassements des temps de crise.

Roselyne Rey,
Histoire de la douleur,
La Découverte,
1993

Les religions face à la douleur

L'expérience religieuse, quand elle n'intègre pas directement la douleur, comme dans l'exemple christique, la prend néanmoins toujours en compte. C'est par elle que le Dieu de la Bible met Job à l'épreuve; le croyant de l'islam y voit un signe du destin; et pour le bouddhiste, elle accompagne le cycle des réincarnations. Elle marque enfin l'initiation dans les sociétés animistes.

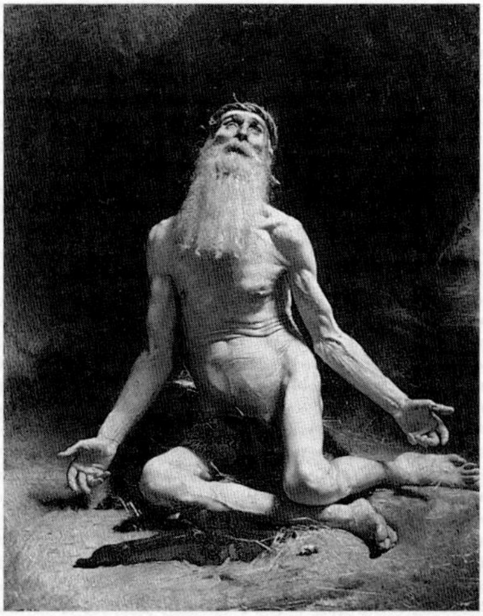

De la tradition juive à l'imitation de Jésus Christ

Les récits de la Bible associent souvent la prospérité et la santé à la fidélité de l'homme aux commandements de Dieu. Le malheur, la souffrance, la douleur frappent toute infraction à la loi. […]

Job est un homme pieux qui vit dans la crainte de Dieu et se garde du mal. Riche, hospitalier, heureux, aimé de sa communauté, il est comblé par la fortune. Une joute entre Dieu et le diable ébranle le bel édifice. Dieu éprouve la fidélité de Job avec les armes les plus cruelles. Perdant ses richesses et ses enfants, Job résiste à l'infortune, il ne se plaint pas. Il déchire ses vêtements en signe de deuil, et se rase les cheveux avant de tomber à genoux devant Dieu; «Nu, je suis sorti du sein maternel, nu j'y retournerai. Yahvé avait donné, Yahvé a repris : que le nom de Yahvé soit béni.» (I-21.) Dieu triomphe devant le diable qui suggère alors une autre épreuve : «Etends la main, touche à ses os et à sa chair; je te jure qu'il te maudira en face.» (II-5.) Endurant à la perte de ses biens et à la mort de ses enfants, Job en effet s'effondre devant le malheur physique qui le ronge. Installé sur la cendre, il racle ses ulcères avec un tesson. Tout son être n'est plus que plaie. Trois amis accourent pour le consoler, mais ils ne le reconnaissent pas tant ses épreuves l'ont marqué. Ils éclatent en sanglots devant tant de souffrances, déchirent leurs vêtements et se couvrent le front de la poussière du chemin en témoignage de deuil. Pendant sept jours et sept nuits, au côté de Job, ils se taisent. Le huitième jour Job sort de son silence : il maudit le jour de sa naissance. […]

Job implorant Dieu.

L'intolérable de sa douleur vient de ce que Job n'en comprend pas la cause. «Si je crie à la violence, pas de réponse; si j'en appelle, point de jugement. Il a dressé sur ma route un mur infranchissable, mis des ténèbres sur mes sentiers.» (XIX, 7-8) Parce que l'épreuve est insensée à ses yeux, Job est brisé, il se révolte et ne se lasse pas d'interroger le ciel. Si la douleur est violence, elle est aussi injustice. Ou bien il faut envisager la folie d'un monde livré à l'indifférence de Dieu. Le Livre de Job est une objection à d'autres récits de la Bible qui associent la douleur au châtiment nécessaire de la faute. […]

Enfin, Dieu intervient et rend justice à Job. Il le réprimande néanmoins en lui montrant l'étendue de son ignorance des choses de la Création : «Où étais-tu quand je fondai la terre? Parle si ton saloir est éclairé.» (XXXVIII, 4.) Une distance infinie sépare le savoir de Dieu de celui bien dérisoire de l'homme. Dieu a ses raisons que l'humble entendement humain ne saurait pénétrer. Et Job avoue volontiers son impuissance. […]

Seule la douleur ressaisie comme une expérience personnelle affectée d'une signification peut être assumée. […] A aucun moment, au plus profond de sa détresse, Job ne perd l'espoir d'une réponse. […] Cette volonté obstinée de comprendre l'empêche de se diluer dans l'horreur et la dépression. […]

La tradition juive maintient ouvert le débat entre le créateur et sa créature, elle autorise même la révolte. […] Liberté est donnée aux gémissements, à la rébellion, comme Job en donne l'exemple. Toute licence est accordée de s'opposer à la douleur. […]

La tradition chrétienne assimile en revanche la douleur au péché originel, elle en fait une donnée inéluctable de la condition humaine. Celle-ci n'est pas une punition, comme Jésus le rappelle, en face d'un homme aveugle, à ses disciples qui lui demandent «qui de lui ou de ses parents avaient péché» pour qu'il fut ainsi atteint. «Ni lui, ni ses parents, répond Jésus, mais c'est pour que les œuvres de Dieu se manifestent en lui.» (Jean, 9, 1-3). […] L'acceptation de la douleur est une forme possible de dévotion qui rapproche de Dieu, purifie l'âme. […]

Les différents courants issus de la Réforme refusent au fidèle la tranquille assurance des œuvres dans la quête du salut. Entre ce que l'homme reçoit et ses mérites, il n'existe aucun algèbre déclinant le confort de l'âme selon un barème établi des bonnes et des mauvaises actions. Les initiatives ne suffisent pas à promouvoir le salut si la grâce divine manque. […]

La douleur n'est ni punition, ni puissance de rédemption puisque l'homme est prédestiné dans sa condition personnelle. Rationalisée, elle est perçue comme un mal dont il convient d'esquiver les morsures. […]

Vers une conscience moderne

La prescription d'antalgiques est un analyseur parfois redoutable du sentiment qui pousse le soignant à refuser ou à prescrire des doses renvoyant moins à la souffrance du malade qu'à l'idée propre qu'il s'en fait, au risque bien entendu de laisser souffrir davantage un patient. De tradition souvent catholique (mais en retard sur les orientations romaines) les médecins français ont longtemps eu tendance à prescrire de faibles doses de morphine pour soulager la douleur chronique ou les douleurs de la fin de la vie. En 1987 encore, le Danemark et les autres pays scandinaves utilisent en proportion vingt fois plus de morphine. Dans le même sentiment de l'inutilité et du caractère néfaste de la douleur, les Anglais ont mis en place le mouvement des hospices afin de soulager les souffrances de la fin de la vie et d'accompagner les mourants, en prescrivant des doses considérablement plus élevées que ne le faisaient les médecins français, tout en préservant la lucidité et la personnalité des patients. L'une des premières, la reine Victoria, en 1853, demande une anesthésie au chloroforme pour mettre au monde son second enfant. Elle renouvelle l'expérience lors de son troisième accouchement. […] Un autre pays protestant, les Pays-Bas, entend légitimer l'euthanasie si la maladie est sans rémission, la douleur trop intense et mutilante, et si le malade fait une demande insistante en ce sens. Dans ce pays l'euthanasie volontaire, c'est-à-dire à la demande expresse du malade, touche 2 300 cas par an [*Impact Médecin Quotidien*, n° 565, 1994]. La souffrance éprouvée n'est pas rédemptrice, elle est pure violence. De même, des pays protestants sont à la pointe de la lutte contre la douleur dans les pain clinics, aux USA ou en Grande-Bretagne.

Destin et réincarnation

Autre religion du Livre, l'islam témoigne lui aussi d'une attitude propre devant la douleur. […] Le fidèle se remet avec patience entre les mains de Dieu et témoigne de son endurance devant l'épreuve. *Mektoub* : c'est écrit, on n'échappe pas à son destin. Si Dieu dans son omnipotence a voulu la douleur, l'homme ne saurait s'y dérober. «A Dieu appartient tout ce qui est dans les cieux et sur la terre, il pardonne à qui il veut et châtie celui qu'il veut. Il est indulgent et miséricordieux.» (III, 124). […] La douleur n'est pas la sanction d'une faute, elle est prédestinée, inscrite en l'homme bien avant sa naissance. L'aveugle, l'infirme ou le malade sont conviés à manger à la table commune, nul opprobre ne les démarque du reste des hommes. […]

[…] Le Prophète vit un jour un vieillard se traînant lentement sur une route, soutenu par ses deux fils. «Il demanda : «Qu'a-t-il donc à agir de la sorte?
– Il a fait vœu d'aller à pied», lui dit-on. «Certes, observa-t-il, Dieu n'a pas besoin du supplice que cet homme s'inflige à lui-même.» Et de lui ordonner de prendre une monture. Le dolorisme est inconnu de l'islam. […]

Plongé au cœur de la souffrance le croyant ne doit pas se départir de sa foi, le moment où il pourrait croire que Dieu l'abandonne est justement celui où celui-ci le tient dans sa main pour mesurer sa sincérité. […] Se tuer pour échapper à la souffrance ou procéder à l'euthanasie d'un malade perclus de douleurs est étranger à la mentalité musulmane. Un homme était atteint d'ulcères et il se tua. Dieu dit : «Mon serviteur m'a devancé pour ce qui est de sa vie. Je lui déclare que le paradis lui est inaccessible.» […]

Les conceptions de la personne qui se profilent dans l'hindouisme ou le bouddhisme sont aux antipodes de celles qui président à nos conceptions occidentales. […]

La naissance apparaît comme une création alors qu'elle est métamorphose, épreuve nouvelle sur la voie du *samsara* (le cycle des réincarnations); la mort évoque une fin, une dissolution de l'être alors qu'elle est passage, abandon d'une dépouille et attente d'une autre forme. Le cycle de la transmigration n'est pas un destin enviable, surtout dans le bouddhisme qui associe entièrement l'existence à la souffrance. La condition

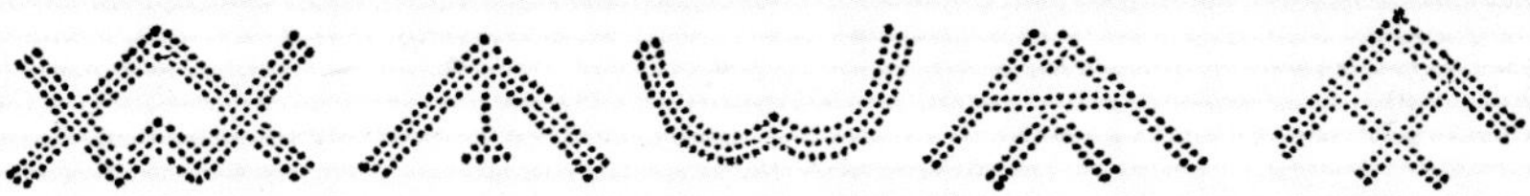

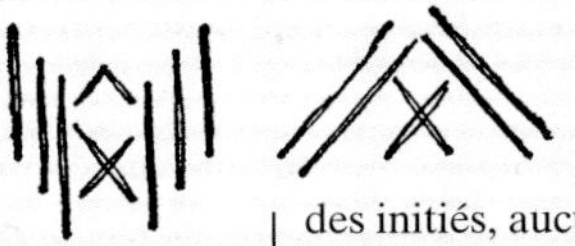

Motifs de scarification d'initiés demé (en haut) et sara (en bas).

humaine concrète n'est pas attachée à une légitimité qui lui donnerait une valeur absolue. La vie est un tourment, une dissémination de la douleur menant à une purification graduelle.
[…] Une implacable justice amène chaque homme à recueillir le fruit de ses actions. Si toute joie est méritée, toute souffrance ne l'est pas moins. La douleur physique éprouvée, si elle trouve aujourd'hui une cause contingente connaît en revanche dans une existence antérieure une cause efficiente. La douleur rétribue des fautes commises, les joies récompensent des mérites accumulés. L'enfant qui souffre de ses maux et meurt hérite des fruits de son *karma*, de même que les membres de la famille en deuil paient les conséquences de mauvaises actions commises en d'autres temps.

David Le Breton,
Anthropologie de la douleur,
A.M. Métailié, 1995

Une initiation douloureuse

Après une nuit troublée par le rhombe nous eûmes droit, le matin du quatrième jour – et comme à l'ordinaire, au réveil – à la chicote. Les dos de mes amis semblaient tannés et j'admirais qu'ils se retinssent de tout cri, et presque de tout mouvement lors de l'application des coups. […]

Nous étions tous sortis de l'enclos et Ngakoh taillada les joues de mes compagnons l'un après l'autre avec la lame de rasoir que j'avais fournie : soit habileté de l'opérateur, soit courage des initiés, aucun de ceux-ci ne pleura ni ne cria; mieux, ils gardèrent tous, le temps que dura l'opération, une expression que je jugeai détendue malgré le sang qui leur couvrait le visage et dégoulinait lentement de leurs faces le long de leurs corps. Ce ne devait pas être affreusement douloureux, car la lame de rasoir ne pénétrait pas en profondeur, le tranchant n'affectant pas l'épiderme jusqu'aux couches profondes. Ni nos *ko-ndo* ni les gens de passage ne prêtaient attention à la scène, ne jugeant pas qu'il y eut lieu de s'apitoyer ou d'être horrifié. Bien que je me gardasse de montrer la moindre émotion, je n'arrivais cependant pas à regarder en souriant, à la façon africaine, ce groupe d'adolescents assis sagement et ruisselant de sang. L'émoi que je ne maîtrisais pas tout à fait contrastait avec le calme et la dignité des Sara. Les Européens ont souvent coutume de ne voir que cruauté là où seule entend s'exprimer la conformité à la tradition.

[…] Ngakoh avait, avec des brins de paille, partiellement arrêté les ruisseaux de sang qui serpentaient sur la peau des néophytes. Il avait alors lavé les visages avant de les noircir complètement avec du charbon de bois finement pilé. Je remarquai que le sang avait cessé de couler et que le charbon devait faire office de cicatrisant puisque, quelques jours plus tard, les plaies étaient refermées.

Robert Jaulin,
La Mort sara,
Plon, 1971

L'écriture de la douleur

Inséparable de la condition humaine, la douleur est partout présente en littérature. Les auteurs antiques s'attachèrent peut-être plus que d'autres à l'affronter; les contemporains, à la dire ou la décrire dans sa nudité. Lecteur moderne des maîtres de l'Antiquité, Montaigne conjugue leurs leçons avec le sentiment de sa propre faiblesse.

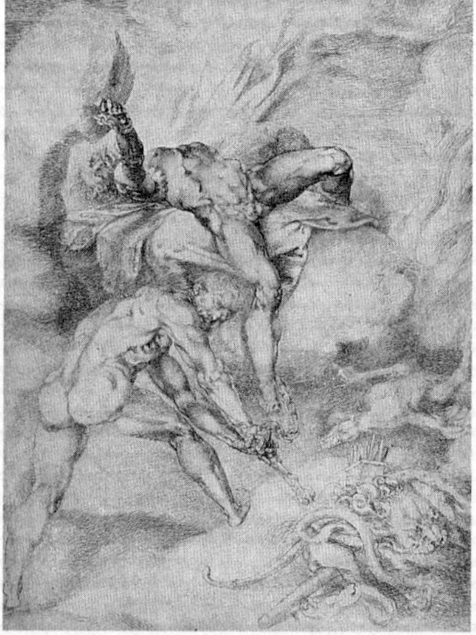

La mort de Socrate

Platon donne dans le Phédon *un émouvant récit de la mort du philosophe condamné à boire la ciguë. Socrate observe d'abord, presque amusé, un paradoxe : douleur et plaisir semblent être inséparables. Puis il exhorte ses proches à surmonter leurs pleurs.*

Socrate, assis sur son lit, replia la jambe, se mit à la frotter de la main, et tout en la frottant nous dit : «Quelle chose étrange, mes amis, me paraît être ce qu'on nomme le plaisir; la nature l'a mis dans un bien curieux rapport avec son contraire apparent, la douleur. Ils n'acceptent pas d'être ensemble présents dans l'homme; mais qu'on poursuive l'un et qu'on l'attrape, il faut presque à coup sûr attraper l'autre aussi; ce sont comme deux corps liés à une seule tête. Je crois que si Esope s'en était avisé, il aurait composé une fable : la divinité, voulant mettre fin à leurs luttes et n'y parvenant pas, attacha leurs deux têtes ensemble; voilà pourquoi, quand l'un se présente, l'autre suit aussitôt. C'est bien aussi, semble-t-il, ce qui m'arrive : dans ma jambe, à cause de la chaîne, il avait la douleur, et maintenant vient à sa suite le plaisir.» […]

L'esclave sortit et […] revint accompagné de celui qui devait donner le poison : il le portait broyé dans une coupe. En voyant l'homme, Socrate lui dit : «Eh bien! mon cher, toi qui t'y connais dans ces choses, que dois-je faire? – Seulement boire, répondit l'autre, et après cela, marcher de long en large jusqu'à sentir une lourdeur aux jambes; ensuite, étends-toi. Ainsi l'effet se produira.» En même temps il tendit la coupe à Socrate. Celui-ci la prit et, gardant toute sa sérénité, Echécrate, sans trembler, sans changer de couleur ni de visage, regardant l'autre un peu en dessous avec son air de taureau, selon son habitude, il dit : «Que dois-je faire d'après toi? Ce breuvage, est-il permis ou non d'en offrir une libation à un dieu? – Nous en broyons juste autant, Socrate, répondit l'homme, que nous croyons qu'il convient d'en boire. – Je comprends, dit Socrate. Mais en tout cas il est permis, et c'est même un devoir, d'adresser aux dieux une prière pour l'heureux succès de ce voyage, d'ici jusque là-bas. Telle est ma prière, ainsi soit-il!» Sitôt dit, d'un seul trait, tranquillement, paisiblement, il but jusqu'à la dernière goutte.

Jusqu'à ce moment, nous avions pu presque tous nous retenir de pleurer ; mais quand nous vîmes qu'il buvait, qu'il avait bu, ce ne fut plus possible. Moi-même, je ne pus résister, je versai des flots de larmes, si bien que je me voilai la figure et pleurai sur moi-même, et non pas sur lui, mais sur mon infortune, en pensant au compagnon qui m'était arraché. Criton, avant moi, n'avait pu retenir ses larmes : il se leva et sortit. Et Apollodore, qui auparavant déjà n'avait pas cessé de pleurer, se mit alors à rugir de douleur, sanglotant, s'indignant, et tout le monde en avait le cœur brisé, excepté Socrate. «Que faites-vous là? nous dit-il. Vous êtes étonnants! [...] Allons, soyez calmes, soyez courageux.» Ces mots nous firent honte, et nous nous retînmes de pleurer.

[...] Déjà presque tout le bas-ventre était glacé. Il découvrit alors son visage – car il se l'était couvert – et dit ces mots, les derniers : « Criton, nous devons un coq à Asclépios. Payez ma dette, n'oubliez pas. – Oui, ce sera fait, dit Criton. As-tu autre chose à dire?» La question resta sans réponse. Un instant plus tard, il eut un mouvement; l'homme alors le découvrit. Socrate avait le regard fixe. Voyant cela, Criton lui ferma la bouche et les yeux.

Telle fut, Echécrate, la mort de notre compagnon, de cet homme dont nous pouvons dire qu'entre tous ceux de son temps que nous avons connus, il fut le meilleur, et en outre le plus sage et le plus juste.

Platon, *Phédon*,
Traduction Paul Vicaire, éd. Gallimard

Les stoïciens

Pour Sénèque, qui fut le précepteur de Néron, le philosophe doit non seulement subir la douleur, mais l'accepter. Il s'est donné la mort en 65 apr. J.-C.

Que le souverain bien s'élève donc jusqu'en un lieu d'où aucune force ne puisse l'arracher, auquel n'aient accès ni la douleur, ni la convoitise, ni la crainte, ni aucun autre sentiment de nature à porter atteinte à ses droits. Or, seule la vertu peut s'élever jusque-là. Sa progression doit rendre la pente moins abrupte. Elle restera ferme, supportera tous les événements non pas seulement en les subissant, mais en les acceptant, consciente que toutes les difficultés sont une loi de la nature. Comme un bon soldat, elle supportera ses blessures, comptera ses cicatrices; percée de traits, elle mourra en aimant le chef pour qui elle tombe.

[...] Tout ce que la constitution de l'univers nous astreint à souffrir, endurons-le en faisant preuve de grandeur d'âme. Nous sommes engagés à supporter ce qui est propre à notre condition de mortels, et à ne point nous laisser troubler par ce qu'il n'est pas en notre pouvoir d'éviter. Nous sommes nés dans un royaume : obéir à la divinité, voilà la liberté.

Sénèque, *La Vie heureuse*,
traduction François Rosso, éd. Arléa

Epictète fut esclave. On raconte qu'à son maître qui lui fit subir la torture, il dit ces mots : «Tu vas casser cette jambe.» Puis, lorsque la chose fut faite, et toujours sans une plainte : «Ne te l'avais-je pas dit?»

Si tu te contentes de peu pour les besoins du corps, ne va pas en faire parade. Si tu ne bois que de l'eau, ne va pas dire à tout propos : « Je ne bois que de l'eau. » Si un jour tu décides de t'entraîner à supporter la douleur, fais-le en privé et non devant tout le monde. N'embrasse pas les statues. Si tu as trop soif, prends de l'cau fraîche dans ta bouche et recrache-la sans rien dire à personne.

Epictète, *Manuel*,
traduction Myrto Gondicas, éd. Arléa

Montaigne : parce que l'homme est faible

Si l'on ne peut nier la douleur, du moins la force d'âme doit-elle parvenir à la conjurer. En cela Montaigne rejoint les stoïciens. Mais cette force doit être cultivée en raison même de la faiblesse humaine. C'est à elle, plus qu'à une prédisposition ou un trait de caractère, qu'il faut attribuer l'héroïsme d'un Scævola.

Ferons-nous accroire à notre peau que les coups d'étrivière la chatouillent? Et à notre goût que l'Aloès soit du vin de Graves? […] Forcerons-nous la générale habitude de nature, qui se voit en tout ce qui est vivant sous le ciel, de trembler sous la douleur? Les arbres mêmes semblent gémir aux offenses qu'on leur fait. […]
Montaigne fustige ensuite l'opinion qui ne voit dans les maladies non mortelles que bénignes péripéties. La crainte de la mort n'est souvent qu'un masque posé sur celle, plus véritable, de la douleur.
[…] N'ayons affaire qu'à la douleur. […] Je suis l'homme du monde qui lui veux autant de mal, et qui la fuis autant, pour jusques à présent n'avoir pas eu, Dieu merci ! grand commerce avec elle. Mais il est en nous, sinon de l'anéantir, au moins de l'amoindrir par la patience, et, quand bien le corps s'en émouvrait, de maintenir ce néanmoins l'âme et la raison en bonne trempe.
[…]

Tout ainsi que l'ennemi se rend plus aigre à notre fuite, aussi s'enorgueillit la douleur à nous voir trembler sous elle. Elle se rendra de bien meilleure composition à qui lui fera tête. Il se faut opposer et bander contre. En nous acculant et tirant arrière, nous appelons à nous et attirons la mine qui nous menace. Comme le corps est plus ferme à la charge en le raidissant, aussi est l'âme.
[…]

Venons-en aux exemples , qui sont proprement du gibier des gens faibles de reins, comme moi, où nous trouverons qu'il va de la douleur, comme des pierres qui prennent couleur ou plus haute ou plus morne selon la feuille ou l'on les couche, et qu'elle ne tient qu'autant de place en nous que nous lui en faisons. […]

Chacun sait l'histoire de Scævola qui, s'étant coulé dans le camp ennemi pour en tuer le chef et ayant failli d'atteinte, pour reprendre son effet d'une plus étrange invention et décharger sa patrie, confessa à Porsenna, qui était le roi qu'il voulait tuer, non seulement son dessein, mais ajouta qu'il avait en son camp un grand nombre de Romains complices de son entreprise tels que lui. Et pour montrer quel il était, s'étant fait apporter un brasier, vit et souffrit griller et rôtir son bras, jusques à ce que l'ennemi même en ayant horreur commandât ôter le brasier.

Michel de Montaigne, *Essais*,
Livre premier, chap. XIV

L'énigmatique Monsieur Teste

Pour n'exister qu'entre les pages d'un livre, ce double abstrait du poète, à la fois pur esprit («tête») et témoin, quelconque à force d'être «comme tout le monde», n'en est pas moins sensible à la douleur, insaisissable, qu'il s'attache à dépeindre, avec minutie.

Il y a des instants où mon corps s'illumine… C'est très curieux. J'y vois tout à coup en moi… je distingue les profondeurs des couches de ma chair; et je sens des zones de douleur, des anneaux, des pôles, des aigrettes de douleur. Voyez-vous ces figures vives? cette géométrie de ma souffrance? Il y a de ces éclairs qui ressemblent tout à fait à des idées. Ils font comprendre, – d'ici, jusque-là… Et pourtant ils me laissent *incertain*. Incertain n'est pas le mot… Quand *cela* va venir, je trouve en moi quelque chose de confus ou de diffus. Il se fait dans mon être des endroits brumeux, il y a des étendues qui font leur apparition. Alors, je prends dans ma mémoire une question, un problème quelconque… Je m'y enfonce. Je compte des grains de sable… et, tant que je les vois… – Ma douleur grossissante me force à l'observer. J'y pense ! – Je n'attends que mon cri,… et dès que je l'ai entendu – l'*objet*, le terrible *objet*, devenant plus petit, et encore plus petit, se dérobe à ma vue intérieure…
«Que peut un homme? Je combats tout, – hors la souffrance de mon corps, au-delà d'une certaine grandeur. C'est là, pourtant, que je devrais commencer. Car, souffrir, c'est donner à quelque chose une attention suprême, et je suis un peu l'homme de l'attention.»

Paul Valéry,
La Soirée avec Monsieur Teste (1896),
éd. Gallimard, bibl. de la Pléiade

De l'insondable profondeur d'une rage de dents

Où l'on voit «comment une «simple» rage de dents nocturne entraîne l'homme qui souffre : à partir du désarroi et de l'épreuve de la solitude jusqu'à une sorte de dépersonnalisation – le «corps étranger» s'infiltrant dans le «corps propre» au point de le rendre à son tour étranger» (J.-B. Pontalis, Entre le rêve et la douleur*).*

La douleur, car c'était une douleur, à présent, avait encore sensiblement augmenté. Et déjà, le visage mobile, une espèce de sueur légère mouillant la paume de ses mains et les côtés de ses pieds, Beaumont sentit s'ouvrir devant lui les portes d'un monde inconnu et tragique, un monde où l'inquiétude est une beauté, un paysage exaspéré que hante le souvenir de l'autre terre, là où règnent le calme et le bien-être, les animaux aux yeux clairs, le silence aquatique des nerfs. Il sentit déjà la tristesse monotone de ce voyage, l'arrachement aux douleurs d'autrefois et la chevauchée future vers un petit enfer à espace réduit.

[…] En une demi-heure la douleur avait quintuplé. Ce n'était plus un point précis de la mâchoire, à présent, autour de la dent de sagesse et de la molaire dévitalisée, mais une zone tout entière, qui s'étendait de l'oreille gauche à la pointe du menton. Dans cette zone, tout vibrait; des ondes incompréhensibles allaient et venaient sans cesse, pareilles à des vagues, puis se brisaient à leur point d'interférence. Il semblait que cette moitié de mâchoire avait soudain grandi, dans le noir, repoussant tout ce qui l'entourait.

J.M.G. Le Clézio,
Le jour où Beaumont fit connaissance avec sa douleur,
Mercure de France, 1964

«Ce soir-là, il a dit qu'il voulait manger une truite avant de mourir»

Robert Antelme, sauvé des camps nazis, regagne son pays, sa ville, sa maison. Mais la mort est encore sur lui. La faire reculer, c'est désirer manger, quand la moindre bouchée est douleur, et peut tuer l'affamé dont le corps ne sait plus se nourrir.

Ils ont roulé toute la nuit, ils sont arrivés à Dachau le lendemain matin. Ils ont cherché Robert L. pendant plusieurs heures, puis en passant près d'un corps ils avaient entendu prononcer le prénom de D. Moi je crois qu'ils ne l'ont pas reconnu, mais Morland avait prévenu qu'il n'était pas reconnaissable. Ils l'ont pris. Et c'est après qu'ils ont dû le reconnaître. Ils avaient sous leurs vêtements une troisième tenue d'officier français. Il a fallu le faire tenir droit, il ne pouvait plus le faire seul, mais ils ont réussi à l'habiller. Il a fallu l'empêcher de saluer devant les baraquements des S.S., le faire passer les postes de garde, lui éviter les vaccinations qui l'auraient tué. Les soldats américains, Noirs pour la plupart, portaient des masques à gaz contre le typhus. L'épouvante en était là. Les ordres étaient tels que s'ils avaient soupçonné le véritable état de Robert L., ils l'auraient immédiatement remis dans le mouroir du camp. Une fois Robert L. sorti, il a fallu le faire marcher jusqu'à la «11 légère». Une fois qu'ils l'ont allongé sur la banquette arrière Robert L. a eu une syncope. Ils ont cru que c'était fini, mais non. Le voyage a été très dur, très long. Il fallait s'arrêter toutes les demi-heures à cause de la dysenterie. Dès qu'ils se sont éloignés de Dachau, Robert L. a parlé. Il a dit qu'il savait qu'il n'arriverait pas à Paris vivant. Alors il a commencé à raconter pour que ce soit dit avant sa mort. Robert L. n'a accusé personne, aucune race, aucun peuple, il a accusé l'homme. Au sortir de l'horreur, mourant, délirant, Robert L. avait encore cette faculté de n'accuser personne, sauf les gouvernements qui sont de passage dans l'histoire des peuples. Il voulait que D. et Beauchamp me racontent après sa mort ce qu'il avait dit. Ils ont atteint la frontière française le soir même, c'était du côté de Wissembourg. D. m'a téléphoné : «On a atteint la France. On vient de passer la frontière. On sera là demain à la fin de la matinée. Attendez-vous au pire : vous ne le reconnaîtrez pas.” Ils ont dîné dans un mess d'officiers. Robert parlait et racontait toujours. Quand il était entré dans le mess, tous les officiers s'étaient levés et avaient salué Robert L. Robert L. n'avait pas vu. Ces choses-là, il ne les avait jamais vues. Il parlait du martyre allemand, de ce martyre commun à tous les hommes. Il racontait. Ce soir-là il a dit qu'il voulait manger une truite avant de mourir. Dans Wissembourg vidé, on a trouvé une truite pour Robert L. Il en a mangé quelques bouchées. Puis il a recommencé à parler.

[…]

Je ne sais plus quand je me suis retrouvée devant lui, lui, Robert L. Je me souviens des sanglots partout dans la maison, que les locataires sont restés longtemps dans l'escalier, que les portes étaient ouvertes. On m'a dit après que la concierge avait décoré l'entrée pour l'accueillir et que dès qu'il était passé, elle avait tout arraché et qu'elle, elle s'était enfermée dans sa loge, farouche, pour pleurer.

Dans mon souvenir, à un moment donné, les bruits s'éteignent et je le vois. Immense. Devant moi. Je ne le reconnais pas. Il me regarde. Il sourit. Il se laisse regarder. Une fatigue surnaturelle se montre dans son sourire, celle d'être arrivé à vivre jusqu'à ce moment-ci. C'est à ce sourire que tout à coup je le reconnais, mais de très loin, comme si je le voyais au fond d'un tunnel. C'est un sourire de confusion. Il s'excuse d'en être là, réduit à ce déchet. Et puis le sourire s'évanouit. Et il redevient un inconnu. Mais la connaissance est là, que cet inconnu c'est lui, Robert L., dans sa totalité.

Il avait voulu revoir la maison. On l'avait soutenu et il avait fait le tour des chambres. Ses joues se plissaient mais elles ne se décollaient pas des mâchoires, c'était dans ses yeux qu'on avait vu son sourire. Quand il était passé dans la cuisine, il avait vu le clafoutis qu'on lui avait fait. Il a cessé de sourire : «Qu'est-ce que c'est?» On le lui avait dit. A quoi il était? Aux cerises, c'était la pleine saison. «Je peux en manger? – Nous ne le savons pas, c'est le docteur qui le dira.» Il était revenu au salon, il s'était allongé sur le divan. «Alors je ne peux pas en manger? – Pas encore. – Pourquoi? – Parce qu'il y a déjà eu des accidents dans Paris à trop vite faire manger les déportés au retour des camps.»

Il avait cessé de poser des questions sur ce qui s'était passé pendant son absence. Il avait cessé de nous voir. Son visage s'était recouvert d'une douleur intense et muette parce que la nourriture lui était encore refusée, que ça continuait comme au camp de concentration. Et comme au camp, il avait accepté en silence. Il n'avait pas vu qu'on pleurait. Il n'avait pas vu non plus qu'on pouvait à peine le regarder, à peine lui répondre.
[…]

S'il avait mangé dès le retour du camp, son estomac se serait déchiré sous le poids de la nourriture, ou bien le poids de celle-ci aurait appuyé sur le cœur qui lui, au contraire, dans la caverne de sa maigreur était devenu énorme : il battait si vite qu'on n'aurait pas pu compter ses pulsations, qu'on n'aurait pas pu dire qu'il battait à proprement parler mais qu'il tremblait comme sous l'effet de l'épouvante. Non, il ne pouvait pas manger sans mourir. Or il ne pouvait plus rester encore sans manger sans en mourir. […]

De la bouillie, avait dit le docteur, par cuillers à café. Six ou sept fois par jour on lui donnait de la bouillie. Une cuiller à café de bouillie l'étouffait, il s'accrochait à nos mains, il cherchait l'air et retombait sur son lit. Mais il avalait. De même six à sept fois par jour il demandait à faire. On le soulevait en le prenant par-dessous les genoux et sous les bras. Il devait peser entre trente-sept et trente-huit kilos : l'os, la peau, le foie, les intestins, la cervelle, le poumon, tout compris : trente-huit kilos répartis sur un corps d'un mètre soixante-dix-huit. On le posait sur le seau hygiénique sur le bord duquel on disposait un petit coussin : là où les articulations jouaient à nu sous la peau, la peau était à vif.
[…]

Un jour la fièvre tombe.

Au bout de dix-sept jours la mort se fatigue. Dans le seau elle ne bouillonne plus, elle devient liquide, elle reste verte, mais elle a une odeur plus humaine, une odeur humaine. Et un jour la fièvre tombe, on lui a fait douze litres de sérum, et un matin la fièvre tombe. Il est couché sur ses neuf coussins, un pour la tête, deux pour les avant-bras, deux pour les bras, deux pour les mains, deux pour les pieds; car tout ça ne pouvait plus supporter son propre poids, il fallait engloutir ce poids dans du duvet, l'immobiliser.

Et une fois, un matin, la fièvre sort de lui. La fièvre revient mais retombe. Elle revient encore, un peu plus basse et retombe encore. Et puis un matin il dit : «J'ai faim.»

Marguerite Duras,
La Douleur,
P.O.L., 1985

BIBLIOGRAPHIE

- Baszanger, I., *Douleur et médecine, la fin d'un oubli*, Editions du Seuil («La Couleur des idées»), 1995.
- Besson, J.-M., *La Douleur*, Odile Jacob, 1992.
- Boureau, F., *Contrôler votre douleur*, Payot, 1986.
- Claverie, B., Le Bars, D., Zavialoff, N. et Dantzer, *Douleurs : du neurone à l'homme souffrant*, Eshel, 1991.
- Gauvain-Piquard, A., Meignier, M., *La Douleur de l'enfant*, Calmann-Lévy, 1993.
- *La Douleur*, ouvrage composé à l'occasion de la grande exposition sur la douleur, réalisée par l'Institut pour la Coopération Scientifique Internationale (1992-1993), Editions des Archives contemporaines, 1992.
- Leriche, R., *La Chirurgie de la douleur*, Masson, 1937.
- Melzack, R.; Wall, P., *Le Défi de la douleur*, Vigot, 1989.
- Rey, R., *Histoire de la douleur*, La Découverte, 1993.

TABLE DES ILLUSTRATIONS

CHAPITRE II

CHAPITRE III

CHAPITRE IV

traitement de la douleur, hôpital Laënnec, Paris.
68b Pompe à morphine, Fondation ophtalmologique A. de Rothschild.
69 Maison Jeanne-Garnier, Paris. Photo J.-L. Courtinat.
70 Patient plâtré.
71 Ponction lombaire, Institut Curie. Photo Valérie Winckler.
72 Traitement antidouleur par pose de stimulateur électrique sur nerf péridural, Service du Dr Serrie, hôpital Lariboisière, Paris.
72-73 TENS, Centre antidouleur de l'hôpital Cochin, Paris.
73 Carte d'acupunture, dynastie Ming. Bibliothèque nationale de France, Paris.
74 Rééducation.
75h Maison des parents, Institut G. Roussy, 1996.
75b Kinésithérapie.
76 Pompe à morphine programmable. Cours sur la douleur cancéreuse, 1990, IASP Publication, Seattle, Etats-Unis.
77 *La Méditation*, plâtre platiné de Rodin, 1897. Musée Rodin, Paris.
78h Extrait d'un article sur John Bonica, avril 1992.
78b Logo de l'IASP.
79 Chambre d'hôpital, 1989. Photo P. Michaud.
80 Secteur stérile, Institut Curie, 1991. Photo J.-L. Courtinat.

TÉMOIGNAGES ET DOCUMENTS

81 Masques de tragédie, bas-relief du sarcophage d'un acteur. Musée national des Thermes, Rome.
82 Aryballe à figures rouges : médecin pratiquant la saignée, céramique en terre cuite, Musée du Louvre, Paris.
86-87 Instruments de chirurgie de l'époque de Larrey, musée du Val-de-Grâce, Paris.
89 Œuvres complètes de J.-M. Charcot : *Leçons sur les maladies du système nerveux*, tome III, A. Delahaye & E. Lecrosnier, 1887, bibliothèque de l'Académie de médecine.
92 Le professeur René Leriche, chirurgien français (1879-1955).
98 Hôpital psychiatrique, San Clemente, Italie.
108 Figure d'accouchement, plat décoré en terre cuite, Xe-XIe siècle, provenant de Swarts Ruin, Nouveau-Mexique. Cambridge (Mass.), Peabody Museum.
110 «La Goutte», caricature de Langlumé, in *Album comique de pathologie pittoresque*, A. Tardieu éditeur, Paris, 1823, bibliothèque de l'ancienne Faculté de médecine, Paris.
112 *Job*, huile sur toile de Léon Bonnat, 1880. Musée Bonnat, Bayonne.
115 Motifs de scarification sara, *La Mort sara*, Robert Jaulin, Plon, 1971, p. 166.
116 Prométhée, dessin de Dubreuil. Musée du Louvre, Département des Arts graphiques.
126 Certificat de courage et de bravoure destiné aux enfants. Association Sparadrap.

INDEX

A

B - C

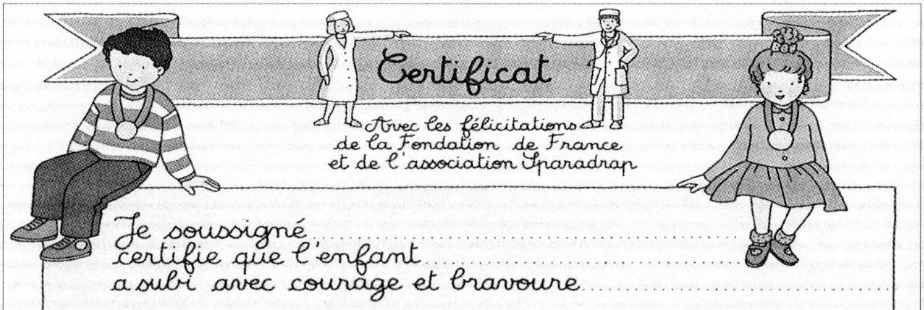

Certificat
Avec les félicitations de la Fondation de France et de l'association Sparadrap
Je soussigné
certifie que l'enfant
a subi avec courage et bravoure
Certificat établi le
et remis en main propre.
l'infirmier(e) le médecin
cachet de l'établissement
MINISTÈRE POUR LE RESPECT DU DROIT DES ENFANTS
Sparadrap
ASSOCIATION

CRÉDITS PHOTOGRAPHIQUES

ADAGP, Paris, 1999 couv. 1er plat. AKG Photo Dos, 1, 2-3, 4-5, 6-7, 10, 30, 44b, 51, 60, 73, 81, 108. Archivio Scala, Florence 3, 5, 6. Association Sparadrap 42b, 42-43, 126. BSIP 19b, 50d, 74. BSIP/James Cavallin 59h. BSIP/Leca 75b. BSIP/VEM 50g. Jean-Loup Charmet 4e de couv., 16-17, 53, 63, 67, 86-87, 116. CNRI 18. CNRI-Phototake 11. CNRI/J.-Cl. Révy 28-29. CNRI/Dr G. Ravilly 54-55. CNRI/F. Peyregne 66-67. Cosmos 72. Cosmos/Fawcett E/A Photo Researchers 17b. Cosmos/Kage/S.P.L. 20. Cosmos/Trung 64h. Dagli Orti 12, 31. Droits réservés 15h. Droits Réservés/Coll. Christophe L. 61. Droits Réservés/Dagli Orti 46. Droits Réservés/photo R. Corbeau/Prod/DB 34. Droits Réservés/photo Patrick Léger/Gallimard Jeunesse 56-57. Droits réservés/Prod/DB 23b. Droits Réservés/Rue des Archives/Evrett 19h. Eurelios/H. Raguet 68b. Eurelios/Ph. Plailly 28. Eurelios/Saada 41. Explorer/Mary Evans 52. Fotogram-Stone 35. Fotogram-Stone/Bruce Ayres 70. Fotogram-Stone/Stewart Tilger 47. Michael J. Iadarola, Bethesda 26-27. IASP, Seattle 78b. Impact Médecin/Pascal Alix 68h. Lipnitzki-Viollet 48d. Magnum/Eve Arnold 49. Magnum/Bruno Barbey 38-39. Magnum/R. Depardon 36-37b, 98. Métis/Xavier Lambours 42h. Morris/Lucky Luke licensing S.A. Musée Rodin, Paris 77. Rapho/J.-L. Courtinat 43, 69, 80. Rapho/P. Michaud 40-41, 79. Rapho/Valérie Winckler 45, 71. Réunion des Musées Nationaux 9, 14b, 36-37h, 59b, 62, 82, 112, 110. Roger Viollet 92. Roland Melzack 24-25. Rue des Archives/Evrett 32. Sipa Press/Florence Durand 72-73. Sipa Press/Photo Namur Lalance Icono 48g. Sygma 75h. Sygma/F. Astier 40. Sygma/L'Illustration 33. University of Washington, School of Medecine 78h. Jean Vigne 13. T.C.D/Daniel Bouteiller couv. 1er plat. Vu/Olivier Coulange 14h, 44. Vu/P. Nozolino 58.

REMERCIEMENTS

L'auteur remercie le Dr Boureau pour sa relecture de l'ouvrage et le Dr Vedrenne pour son aide dans les recherches iconographiques.

Les Editions Gallimard remercient Céline Davaze, Françoise Galland et l'Association Sparadrap. Les photos du Dr John Bonica sont courtesy of «Remebrances» lecture-conférence du Dr John Bonica, 24 avril 1992, et «John and Emma Bonica Remembered» lecture-conférence du Dr Thomas F. Hornbein, 2 novembre 1994.

ÉDITION ET FABRICATION

DÉCOUVERTES GALLIMARD

DIRECTION Pierre Marchand et Elisabeth de Farcy.
COORDINATION ÉDITORIALE Anne Lemaire.
GRAPHISME Alain Gouessant.
FABRICATION Nadège Grézil.
PROMOTION & PRESSE Valérie Tolstoï.
SUIVI DE PRODUCTION Madeleine Gonçalves.

LA DOULEUR, UN MAL À COMBATTRE

EDITION Michèle Decré-Cyssau (Corpus) et François Boisivon (Témoignages et Documents).
MAQUETTE ET MONTAGE PAO Valentina Lepore et Laure Massin.
ICONOGRAPHIE Caterina d'Agostino.
LECTURE-CORRECTION Catherine Lévine et Jocelyne Marziou
PHOTOGRAVURE Arc-en-Ciel.

Table des matières